DIABETES TYP II

LEBENSMITTEL LISTE

Josie Weiss

Urheberrecht © 2024 von Josie Weiss. Alle Rechte vorbehalten.

Kein Teil dieses Leitfadens darf in irgendeiner Form kopiert, reproduziert oder übertragen werden, sei es elektronisch, mechanisch oder auf andere Weise, einschließlich Fotokopieren, Aufzeichnen oder durch ein Informationsspeicherungs- und -abrufsystem, ohne die ausdrückliche schriftliche Genehmigung des Herausgebers. Ausnahmen gelten für kurze Auszüge, die in Rezensionen oder wissenschaftlichen Publikationen verwendet werden.

RECHTLICHER HINWEIS

Dieses Buch dient als Bildungs- und Informationsquelle und ersetzt keinen professionellen medizinischen Rat, keine Diagnose oder Behandlung. Obwohl der Inhalt auf glaubwürdigen Quellen und den besten Bemühungen der Autorin basiert, kann die Genauigkeit der Informationen nicht garantiert werden. Die Autorin haftet nicht für Fehler, Auslassungen oder Folgen, die sich aus der Verwendung des bereitgestellten Materials ergeben. Leserinnen und Leser werden ausdrücklich dazu ermutigt, einen Gesundheitsfachmann zu konsultieren, bevor sie in diesem Leitfaden erwähnte Ernährungs-, Gesundheits- oder Lebensstiländerungen umsetzen.

Mit der Nutzung der Informationen in diesem Buch erklären Sie sich damit einverstanden, die Autorin und den Verlag von jeglicher Verantwortung für Schäden, Kosten oder rechtliche Ansprüche freizustellen, die sich aus der Anwendung der Inhalte ergeben, sei es direkt oder indirekt. Dies schließt physische, finanzielle oder andere Folgen im Zusammenhang mit der Nutzung der Informationen ein.

Alle Leserinnen und Leser erkennen an und akzeptieren die volle Verantwortung für alle Risiken, die mit der Anwendung der in diesem Buch beschriebenen Ratschläge und Techniken verbunden sind. Es wird dringend empfohlen, sich mit einer qualifizierten medizinischen Fachkraft zu beraten, um festzustellen, ob die Informationen für Ihre spezifischen Bedürfnisse und Umstände geeignet sind.

INHALT

QUELLEN

1. **Glykämischer Index Leitfaden**

   Link: https://glycemic-index.net/glycemic-index-chart/

2. **U.S. Department of Agriculture**

   Link: https://fdc.nal.usda.gov/

3. **American Diabetes Association**

   Link: https://diabetes.org/food-nutrition/

4. **Eating Well**

   Link:
   https://www.eatingwell.com/article/2059770/complete-list-of-foods-to-eat-when-you-have-diabetes-and-what-to-limit/

EINLEITUNG

Vielen Dank, dass Sie dieses Buch ausgewählt haben! Sie haben einen wichtigen Schritt unternommen, um Ihre Gesundheit zu verbessern, und ich möchte das ausdrücklich anerkennen. Mit Typ-2-Diabetes zu leben und schwankende Blutzuckerwerte zu managen, kann äußerst herausfordernd sein. Ich habe aus erster Hand erfahren, wie überwältigend es sein kann, herauszufinden, welche Lebensmittel am besten zu Ihnen passen, und genau das hat mich dazu inspiriert, diesen Leitfaden zu erstellen. Ich habe unzählige Stunden darauf verwendet, verlässliche ernährungswissenschaftliche Erkenntnisse zu sammeln und Lebensmittel sorgfältig in Kategorien einzuordnen, die den Blutzucker stabilisieren oder möglicherweise beeinträchtigen können.

Um diesen Leitfaden wirklich wertvoll zu machen, habe ich eng mit erfahrenen Ernährungswissenschaftlern und kulinarischen Experten zusammengearbeitet, die sich auf diabetesgerechte Ernährung spezialisiert haben. Dies ist nicht nur eine einfache Liste – es ist eine durchdachte Ressource, die Ihnen den Weg zu einer besseren Gesundheit erleichtern soll. Mein Ziel ist es, Ihnen ein klares und praktisches Werkzeug an die Hand zu geben, ohne unnötige Komplexität.

Jeder Mensch macht mit Typ-2-Diabetes individuelle Erfahrungen, und dieses Buch respektiert diese Einzigartigkeit. Ob Sie Ihre Küche neu bestücken, Restaurantbesuche planen oder Wochenmenüs zusammenstellen – dieser Leitfaden ist dazu da, Ihnen zu helfen. Er soll es Ihnen erleichtern, Lebensmittel zu identifizieren, die zu Ihren Gesundheitszielen passen, und gleichzeitig auf solche hinzuweisen, bei denen Vorsicht geboten ist.

Bevor wir zur detaillierten Lebensmittelliste übergehen, habe ich eine kurze Einführung zu Typ-2-Diabetes und der entscheidenden Rolle, die Ernährung bei dessen Management spielt, hinzugefügt. Dieser Abschnitt richtet sich an alle, die ihr Verständnis vertiefen möchten oder gerade erst mit ihrer Reise beginnen. Lassen Sie uns gemeinsam daran arbeiten, gesündere Entscheidungen zu treffen und ein lebendigeres, ausgewogeneres Leben aufzubauen!

Typ-2-Diabetes – Die Grundlagen

Die Krankheit verstehen

Fangen wir damit an, was Typ-2-Diabetes eigentlich ist. Typ-2-Diabetes ist eine chronische Erkrankung, die beeinflusst, wie Ihr Körper Zucker - auch Glukose genannt - im Blut verarbeitet. Im Gegensatz zu Typ-1-Diabetes, bei dem der Körper die Insulinproduktion komplett einstellt, tritt Typ-2-Diabetes auf, wenn Ihr Körper Insulin nicht richtig nutzt. Dieses Problem, bekannt als Insulinresistenz, zwingt die Bauchspeicheldrüse dazu, mehr Insulin zu produzieren. Mit der Zeit kann die Bauchspeicheldrüse jedoch nicht mehr mithalten, was zu erhöhten Blutzuckerwerten führt. Bleiben diese Werte unkontrolliert, können ernsthafte Komplikationen wie Herzprobleme, Nervenschäden und Sehstörungen auftreten.

Die Ursachen und Symptome erkennen

Die Symptome von Typ-2-Diabetes schleichen sich oft langsam ein. Sie könnten plötzlich feststellen, dass Sie häufiger durstig sind oder öfter zur Toilette müssen. Ständiger Hunger, ungewöhnliche Müdigkeit, verschwommenes Sehen und Wunden, die nur schwer heilen, können ebenfalls Warnzeichen sein. Einige Menschen bemerken dunklere Hautstellen, besonders am Hals oder in den Achselhöhlen, was ein Hinweis auf Insulinresistenz sein kann.

Die Ursachen für Typ-2-Diabetes sind nicht immer eindeutig. Meistens handelt es sich um eine Kombination aus Lebensstil, genetischen und Umweltfaktoren. Hier sind einige häufige Auslöser:

Übergewicht: Besonders Bauchfett erhöht das Risiko, eine Insulinresistenz zu entwickeln.

Mangel an körperlicher Aktivität: Ein sitzender Lebensstil kann zu Gewichtszunahme führen und es dem Körper erschweren, Insulin effektiv zu nutzen.

Familiengeschichte: Wenn Diabetes in Ihrer Familie vorkommt, haben Sie ein höheres Risiko.

Alter: Obwohl Diabetes in jedem Alter auftreten kann, steigt das Risiko ab dem 45. Lebensjahr.

Ethnische Herkunft: Menschen aus bestimmten Bevölkerungsgruppen, wie Afroamerikanern, Hispanics, Ureinwohnern Amerikas und asiatischen Gemeinschaften, entwickeln häufiger Typ-2-Diabetes.

Gestationsdiabetes: Wenn Sie während der Schwangerschaft Diabetes hatten, haben Sie später ein höheres Risiko.

Typ-2-Diabetes diagnostizieren

Wenn Ihr Arzt den Verdacht auf Typ-2-Diabetes hat, wird er wahrscheinlich einige Bluttests anordnen, um die Diagnose zu bestätigen. Dazu gehören:

A1C-Test: Dieser Test zeigt Ihren durchschnittlichen Blutzuckerspiegel der letzten zwei bis drei Monate. Ein A1C-

Wert von 6,5 % oder höher deutet normalerweise auf Diabetes hin.

Nüchternblutzuckertest: Dies ist die häufigste Methode und kann auch zu Hause mit einem Blutzuckermessgerät durchgeführt werden. Nach einer nächtlichen Fastenperiode misst ein Bluttest Ihren Zuckerwert. Ein Wert von 126 mg/dL oder mehr weist auf Diabetes hin.

Oraler Glukosetoleranztest: Sie trinken eine zuckerhaltige Lösung, und Ihr Blutzucker wird über mehrere Stunden hinweg gemessen. Ein Wert von 200 mg/dL oder mehr bestätigt Diabetes.

Typ-2-Diabetes managen und behandeln

Das Leben mit Typ-2-Diabetes erfordert gewisse Anpassungen, doch das Erreichen eines Gleichgewichts ist der Schlüssel. Die folgenden Strategien können helfen, die Erkrankung zu managen:

Gesunde Ernährung: Eine ausgewogene Ernährung mit viel Gemüse, Obst, mageren Proteinen und Vollkornprodukten ist entscheidend. Seien Sie vorsichtig mit Ihrer Kohlenhydrataufnahme, da diese den Blutzucker beeinflusst.

Körperliche Aktivität: Aktivitäten wie Gehen, Radfahren oder Schwimmen für etwa 30 Minuten an den meisten Tagen helfen, den Blutzucker zu kontrollieren und das Gewicht zu halten.

Gewichtsverlust: Schon ein kleiner Gewichtsverlust kann einen großen Unterschied darin machen, wie Ihr Körper Zucker verarbeitet.

Medikamente: Wenn Ernährung und Bewegung nicht ausreichen, kann Ihr Arzt Medikamente verschreiben, die Ihrem

Körper helfen, Insulin besser zu nutzen oder die Zuckerproduktion in der Leber zu reduzieren.

Blutzuckerkontrollen: Regelmäßiges Testen Ihres Blutzuckers zeigt, wie verschiedene Lebensmittel, Aktivitäten und Medikamente Ihren Körper beeinflussen.

Präventionsstrategien

Die gute Nachricht? Typ-2-Diabetes kann oft vermieden oder verzögert werden, wenn Sie kluge Entscheidungen in Ihrem Lebensstil treffen:

Gesundes Gewicht halten: Ein gesundes Körpergewicht zu bewahren, senkt das Risiko, an der Krankheit zu erkranken.

Aktiv bleiben: Bewegung hilft nicht nur beim Gewichtsmanagement, sondern verbessert auch die Insulinnutzung Ihres Körpers. Das bedeutet, dass die Insulinempfindlichkeit Ihrer Zellen gesteigert wird.

Klug essen: Konzentrieren Sie sich auf ballaststoffreiche, nährstoffdichte Lebensmittel und reduzieren Sie den Verzehr von verarbeiteten und zuckerhaltigen Produkten. Genau darauf liegt der Fokus dieses Buches.

Mit dem Rauchen aufhören: Rauchen erhöht das Risiko für Diabetes und dessen Komplikationen.

Gut leben mit Typ-2-Diabetes

Diabetes zu managen bedeutet nicht, auf ein erfülltes und aktives Leben zu verzichten. Mit den richtigen Maßnahmen können Sie gut leben und Ihre Blutzuckerwerte unter Kontrolle halten. Wird die Erkrankung jedoch ignoriert, können Komplikationen wie Herz- und Nierenprobleme, Nervenschäden und Sehverlust auftreten.

Um die Kontrolle zu behalten, sollten Sie regelmäßige Arztbesuche einplanen, sich an Ihren Behandlungsplan halten und eine positive Einstellung zu den notwendigen Lebensstiländerungen entwickeln. Sich über Diabetes zu informieren und Unterstützungssysteme zu nutzen, kann einen großen Unterschied machen. Denken Sie daran: Mit Diabetes zu leben bedeutet mehr, als nur Symptome zu kontrollieren - es geht darum, einen gesunden und nachhaltigen Lebensstil aufzubauen.

So nutzen Sie dieses Buch

Willkommen zu Ihrem nächsten Schritt auf dem Weg, Ihre Gesundheit mit Typ-2-Diabetes besser zu verstehen und zu managen! Dieses Buch ist als praktisches und leicht verständliches Werkzeug konzipiert, ähnlich wie ein Lexikon. Es soll Ihnen helfen, schnell Informationen über verschiedene Lebensmittel zu finden und fundierte Entscheidungen darüber zu treffen, was Sie essen. So holen Sie das Beste aus diesem Buch heraus:

Alphabetische Organisation für eine schnelle Orientierung

Die Lebensmittel in diesem Buch sind alphabetisch geordnet, sodass Sie einfach das Gesuchte finden können. Ob Sie sich für Äpfel, Quinoa oder Zucchini interessieren, blättern Sie einfach durch die Seiten oder nutzen Sie das Register, um direkt zu den gewünschten Lebensmitteln zu gelangen.

Detaillierte Nährwertangaben

Jedes aufgeführte Lebensmittel wird pro 100 Gramm analysiert und enthält die folgenden wichtigen Informationen:

Glykämischer Index (GI): Dieser Wert zeigt an, wie schnell ein Lebensmittel Ihren Blutzucker ansteigen lässt. Lebensmittel mit einem niedrigeren GI sind besser für die Blutzuckerkontrolle.

- o **1–55 (Niedrig)**
- o **56–69 (Mittel)**
- o **70 und höher (Hoch)**

Glykämische Last (GL): Dieser Wert berücksichtigt sowohl den GI als auch den tatsächlichen Kohlenhydratgehalt und liefert ein genaueres Bild davon, wie das Lebensmittel Ihren Blutzucker beeinflusst.

- o **10 oder weniger (Niedrig)**
- o **11–19 (Mittel)**
- o **20 oder mehr (Hoch)**

Kohlenhydratgehalt: Dieser Wert zeigt die Menge an Kohlenhydraten und hilft Ihnen, Ihre Aufnahme besser zu überwachen.

Proteingehalt: Protein ist essenziell für Reparatur und Wachstum und kann auch helfen, Ihre Mahlzeiten ausgewogen zu gestalten.

Ballaststoffgehalt: Ballaststoffe verlangsamen die Zuckeraufnahme und fördern ein Sättigungsgefühl, was sie zu einem entscheidenden Faktor im Diabetesmanagement macht.

Lebensmittelspezifische Hinweise

Über die Zahlen hinaus enthält jeder Eintrag eine kurze Notiz, die die einzigartigen Vorteile des jeweiligen Lebensmittels hervorhebt und erklärt, wie es Menschen mit Typ-2-Diabetes unterstützen kann. Zum Beispiel könnten Sie erfahren, wie die Ballaststoffe in Linsen den Blutzucker stabilisieren oder wie die gesunden Fette in Avocados die Insulinempfindlichkeit verbessern. Diese Hinweise sollen Ihnen ein tieferes Verständnis dafür vermitteln, warum bestimmte Lebensmittel ausgezeichnete Entscheidungen sind und wie Sie mögliche Fallstricke vermeiden können.

Ein Werkzeug für jede Situation

Dieses Buch ist nicht nur für die Mahlzeitenplanung zu Hause gedacht – es ist auch eine Hilfe beim Einkaufen, Essen gehen und der Zubereitung von Snacks. Nutzen Sie es, um:

Ausgewogene Mahlzeiten zu planen, die Ihren Blutzucker stabil halten.

Klügere Entscheidungen im Supermarkt zu treffen.

Portionsgrößen und ihre Auswirkungen auf Ihre Gesundheit besser zu verstehen.

Mit Zuversicht neue Lebensmittel auszuprobieren, da Sie ihre Nährwerte kennen.

Ein Begleiter auf Ihrem Weg

Mit Typ-2-Diabetes zu leben, bedeutet nicht, dass Ihre Mahlzeiten langweilig oder eintönig sein müssen. Dieses Buch ermutigt Sie zu Vielfalt und Entdeckungen, während Ihre Gesundheitsziele stets im Mittelpunkt stehen. Nutzen Sie es als Leitfaden, um köstliche, diabetesfreundliche Lebensmittel zu entdecken, die zu Ihrem Lebensstil und Ihren Geschmacksvorlieben passen.

Egal, wo Sie sich auf Ihrem Weg befinden - ob frisch diagnostiziert oder auf der Suche nach Wegen, Ihre Essgewohnheiten zu verfeinern - dieses Buch ist da, um Sie mit verlässlichen und leicht zugänglichen Informationen zu unterstützen.

Lebensmittelliste

Jedes aufgeführte Lebensmittel wird pro 100 Gramm analysiert und enthält die folgenden wichtigen Details.

Acerola

Glykämischer Index: 20 (niedrig)

Glykämische Last: 0,1 (niedrig)

Kohlenhydratgehalt: 7,69 g

Proteingehalt: 0,4 g

Ballaststoffgehalt: 1,1 g

Vorteile des Lebensmittels

Reich an Vitamin C, das die Hautgesundheit fördert und das Immunsystem unterstützt. Enthält Antioxidantien wie Polyphenole und Carotinoide, die oxidativen Stress bekämpfen. Dank seiner Vitamin- und Mineralstoffzusammensetzung kann Acerola die Gesundheit von Haut und Augen verbessern.

Abschließender Hinweis

In Maßen genießen. Acerola ist aufgrund ihres hohen Gehalts an Antioxidantien und ihrer geringen glykämischen Wirkung eine gute Ergänzung zu einer diabetesfreundlichen Ernährung. Aufgrund der natürlichen Kohlenhydrate sollte sie jedoch in moderaten Mengen verzehrt werden.

Agave

Glykämischer Index: 15 (niedrig)

Glykämische Last: 11,4 (mittel)

Kohlenhydratgehalt: 76,4 g

Proteingehalt: 0,09 g

Ballaststoffgehalt: 0,2 g

Vorteile des Lebensmittels

Enthält Fruktane, die als Präbiotika vorteilhaft für die Darmgesundheit sein können. In kleinen Mengen bietet sie eine glykemisch niedrigere Alternative zu Zucker, was zu geringeren Blutzuckeranstiegen führt.

Abschließender Hinweis

In Maßen genießen. Agavensirup hat einen niedrigeren glykämischen Index als viele andere Süßstoffe, enthält jedoch viel Fruktose, die bei übermäßigem Verzehr Leberbelastung und Insulinresistenz verursachen kann. Als Süßstoff sollte er in kleinen Dosen verwendet werden.

Ahornsirup

Glykämischer Index: 55 (niedrig)

Glykämische Last: 36,5 (hoch)

Kohlenhydratgehalt: 67 g

Proteingehalt: 0,04 g

Ballaststoffgehalt: 0 g

Vorteile des Lebensmittels

Ahornsirup enthält geringe Mengen essenzieller Mineralstoffe wie Zink, das die Immunfunktion unterstützt, und Mangan, das wichtig für den Stoffwechsel und die Knochengesundheit ist. Als natürlicher Süßstoff hat er typischerweise weniger Zusatzstoffe als raffinierter Zucker, was ihn zu einer gesünderen Option macht. Darüber hinaus liefert er Antioxidantien, die leichte entzündungshemmende Vorteile bieten und das allgemeine Wohlbefinden unterstützen können.

Abschließender Hinweis

In Maßen essen. Ahornsirup bietet einige Nährstoffvorteile und ist natürlicher als viele Süßstoffe, enthält jedoch dennoch viel Zucker und kann den Blutzuckerspiegel erhöhen. Verwenden Sie ihn sparsam, insbesondere bei Diabetes. Wählen Sie 100 % reinen und zuckerfreien Ahornsirup.

Amaranthsamen

Glykämischer Index: 35 (niedrig)

Glykämische Last: 19,9 (mittel)

Kohlenhydratgehalt: 65,2 g

Proteingehalt: 13,6 g

Ballaststoffgehalt: 6,7 g

Vorteile des Lebensmittels

Amaranthsamen sind eine vollständige Proteinquelle, da sie reich an Protein sind und alle neun essenziellen Aminosäuren enthalten. Sie sind reich an Mangan, Eisen, Magnesium und Phosphor, die die Immunfunktion, die Knochengesundheit und die Energieproduktion fördern. Außerdem enthalten sie Antioxidantien, die Cholesterin senken und Entzündungen reduzieren können.

Abschließender Hinweis

In Maßen genießen. Obwohl Amaranthsamen nährstoffreich sind und gesunde Ballaststoffe sowie Protein bieten, sollten Menschen mit Diabetes aufgrund ihres relativ hohen Kohlenhydratgehalts auf Portionsgrößen achten.

Ananassaft (ungesüßt)

Glykämischer Index: 50 (niedrig)

Glykämische Last: 6,8 (niedrig)

Kohlenhydratgehalt: 44,3 g

Proteingehalt: 1,3 g

Ballaststoffgehalt: 0,7 g

Vorteile des Lebensmittels

Ananassaft ist reich an Vitamin C, das eine entscheidende Rolle bei der Kollagenbildung spielt, die Hautgesundheit fördert und die Immunfunktion stärkt. Er enthält Bromelain, ein natürliches Enzym, das Entzündungen reduzieren und die Verdauung verbessern kann. Dank seiner antioxidativen Eigenschaften hilft Ananassaft, oxidativen Stress zu bekämpfen und die allgemeine Gesundheit zu unterstützen. Sein hoher Wassergehalt macht ihn zudem zu einer ausgezeichneten Wahl zur Hydration.

Abschließender Hinweis

In Maßen trinken. Obwohl Ananassaft wertvolle Nährstoffe enthält, sollte er aufgrund seines hohen Zucker- und glykämischen Indexes nur in Maßen konsumiert werden. Wählen Sie ungesüßte Varianten, um zusätzlichen Zucker zu vermeiden.

Apfelmus

Glykämischer Index: 35 (niedrig)

Glykämische Last: 4,0 (niedrig)

Kohlenhydratgehalt: 19,9 g

Proteingehalt: 0,18 g

Ballaststoffgehalt: 1,2 g

Vorteile des Lebensmittels

Eine gute Quelle für Ballaststoffe, die die Blutzuckerregulation und Verdauung unterstützen, insbesondere wenn es mit Apfelschale gemischt wird. Enthält Antioxidantien und Vitamin C, die die Immunität stärken und Zellen vor oxidativen Schäden schützen. Ein herzgesunder Snack, da es wenig Fett und Natrium enthält.

Abschließender Hinweis

In Maßen genießen. Aufgrund des natürlichen Zuckergehalts und des moderaten Kohlenhydratgehalts ist ungesüßtes Apfelmus am besten in kleinen Portionen zu genießen, auch wenn es eine relativ milde glykämische Wirkung hat.

Apfelsaft

Glykämischer Index: 41 (niedrig)

Glykämische Last: 4,5 (niedrig)

Kohlenhydratgehalt: 11,4 g

Proteingehalt: 0,09 g

Vorteile des Lebensmittels

Enthält Vitamin C, das die Hautgesundheit fördert und das Immunsystem stärkt. Reich an Polyphenolen, die aufgrund ihrer antioxidativen Eigenschaften gut für die Herzgesundheit sein können. Liefert schnelle Energie und ist von Natur aus hydrierend.

Abschließender Hinweis

In Maßen genießen. Selbst ohne zusätzlichen Zucker enthält Apfelsaft viele natürliche Zucker und wenig Ballaststoffe, was den Blutzuckerspiegel erhöhen kann. Ganze Äpfel sind im Allgemeinen besser für die Blutzuckerstabilität.

Apfelsaft (ungesüßt)

Glykämischer Index: 40 (niedrig)

Glykämische Last: 4,9 (niedrig)

Kohlenhydratgehalt: 11,4 g

Proteingehalt: 0,09 g

Ballaststoffgehalt: 0,2 g

Vorteile des Lebensmittels

Reich an Vitamin C, das antioxidative Abwehrkräfte stärkt und die Immunfunktion unterstützt. Enthält Polyphenole, die Entzündungen reduzieren und die Herzgesundheit fördern können. Aufgrund seiner natürlichen Süße und hydrierenden Eigenschaften ist es eine schnelle Energiequelle.

Abschließender Hinweis

In Maßen genießen. Portionskontrolle ist entscheidend für die Blutzuckerkontrolle, da ungesüßter Apfelsaft eine moderate glykämische Wirkung hat und reich an natürlichen Zuckern, aber ohne Ballaststoffe ist. Im Allgemeinen sind ungesüßtes Apfelmus oder ganze Äpfel ausgezeichnete Alternativen.

Apfelwein (Brut)

Glykämischer Index: 40 (niedrig)

Glykämische Last: 0,0 (niedrig)

Kohlenhydratgehalt: 11,3 g

Proteingehalt: 0,1 g

Ballaststoffgehalt: 0,2 g

Vorteile des Lebensmittels

Wenn tatsächlich "brut" oder ungesüßt, enthält er weniger zugesetzten Zucker und ist eine gesündere Wahl bei Getränken mit Äpfeln. Enthält Polyphenole und Antioxidantien, die oxidativen Stress reduzieren und kardiovaskuläre Vorteile bieten können. Während der Fermentation (bei ungefilterten, rohen Varianten) können nützliche Mikroorganismen entstehen, die die Verdauungsgesundheit fördern.

Abschließender Hinweis

In Maßen genießen. Trotz geringerer natürlicher Zucker- und Kohlenhydratmengen als herkömmlicher Apfelwein kann auch brut Apfelwein den Blutzuckerspiegel beeinflussen. Am besten in Maßen und nur gelegentlich konsumieren.

Aprikose

Glykämischer Index: 34 (niedrig)

Glykämische Last: 3,8 (niedrig)

Kohlenhydratgehalt: 10,2 g

Proteingehalt: 0,96 g

Ballaststoffgehalt: 1,5 g

Vorteile des Lebensmittels

Reich an Beta-Carotin (Vitamin A), das die Immun- und Augengesundheit unterstützt. Enthält Vitamin C und Antioxidantien, die die Immunität stärken und Zellen vor Schäden schützen können. Hoher Ballaststoffgehalt fördert die Verdauung und unterstützt die Blutzuckerregulation.

Abschließender Hinweis

In Maßen genießen. Frische Aprikosen sind eine geeignete Frucht für Menschen mit Diabetes, da sie einen niedrigen GI haben und wichtige Nährstoffe liefern, ohne den Blutzucker zu beeinflussen.

Artischocke

Glykämischer Index: 20 (niedrig)

Glykämische Last: 1,2 (niedrig)

Kohlenhydratgehalt: 10,5 g

Proteingehalt: 3,27 g

Ballaststoffgehalt: 5,7 g

Vorteile des Lebensmittels

Reich an Ballaststoffen, insbesondere Inulin, das eine gesunde Verdauung fördert und die Blutzuckerregulation unterstützen kann. Enthält entzündungshemmende und möglicherweise leberschützende Antioxidantien wie Rutin und Quercetin.

Reich an Magnesium, Vitamin C und Folsäure, unterstützt die Energieproduktion und Herzgesundheit.

Abschließender Hinweis

Sicher zu essen. Artischocken sind nährstoffreich, ballaststoffreich und haben einen niedrigen GI, was sie zu einer ausgezeichneten Wahl für das Diabetesmanagement macht. Sie können verwendet werden, um Ballaststoffe und gesunde Zutaten zu verschiedenen Gerichten hinzuzufügen.

Aubergine

Glykämischer Index: 20 (niedrig)

Glykämische Last: 1,7 (niedrig)

Kohlenhydratgehalt: 5,4 g

Proteingehalt: 0,85 g

Ballaststoffgehalt: 2,4 g

Vorteile des Lebensmittels

Eine ausgezeichnete Wahl für die Gewichtskontrolle, da kalorienarm. Reich an Ballaststoffen, die die Verdauung fördern und den Blutzuckerspiegel stabil halten. Enthält Antioxidantien wie Nasunin, das Entzündungen reduzieren und Gehirnzellen schützen kann. Liefert Spurenelemente wie Kalium, Vitamin K, Vitamin C und andere Vitamine und Mineralien.

Abschließender Hinweis

Sicher zu essen. Aufgrund seines hohen Ballaststoffgehalts und niedrigen glykämischen Indexes ist Aubergine eine großartige Option für Diabetiker. Sie kann regelmäßig in eine ausgewogene Ernährung integriert werden. Zur Erhaltung der Nährstoffe empfiehlt es sich, sie zu grillen, zu backen oder zu dämpfen, anstatt sie zu frittieren.

Avocado

Glykämischer Index: 10 (niedrig)

Glykämische Last: 0,9 (niedrig)

Kohlenhydratgehalt: 8,32 g

Proteingehalt: 1,81 g

Vorteile des Lebensmittels

Reich an herzgesunden einfach ungesättigten Fetten, die die Insulinempfindlichkeit verbessern können. Hoher Ballaststoffgehalt fördert die Verdauung und unterstützt die Blutzuckerregulation. Enthält wichtige Nährstoffe wie Kalium, Vitamin K und Folsäure, die die Herz- und Knochengesundheit sowie das allgemeine Wohlbefinden unterstützen.

Abschließender Hinweis

Sicher zu essen. Avocado ist ein hervorragendes Lebensmittel für das Diabetesmanagement, da sie wenig Kohlenhydrate enthält und den Blutzucker nicht beeinflusst. Dank ihrer Ballaststoffe und gesunden Fette ist sie sehr nahrhaft und sättigend.

Azuki-Bohnen

Glykämischer Index: 35 (niedrig)

Glykämische Last: 22,0 (hoch)

Kohlenhydratgehalt: 49,98 g

Proteingehalt: 6,22 g

Vorteile des Lebensmittels

Reich an Ballaststoffen und Proteinen, die das Sättigungsgefühl fördern und helfen, den Blutzuckerspiegel stabil zu halten. Enthalten zahlreiche Antioxidantien, insbesondere Polyphenole, die Entzündungen reduzieren und das Immunsystem stärken. Außerdem liefern sie Kalium, Magnesium und Folsäure, die die Herzgesundheit unterstützen und die Energieproduktion fördern.

Abschließender Hinweis

In Maßen genießen. Azuki-Bohnen sind eine gesunde Wahl für Menschen mit Diabetes, da sie einen niedrigen GI, viele Nährstoffe sowie ein gutes Gleichgewicht aus Ballaststoffen und Proteinen bieten.

Balsamico-Essig

Glykämischer Index: 5 (niedrig)

Glykämische Last: 2,8 (niedrig)

Kohlenhydratgehalt: 17 g

Proteingehalt: 0,49 g

Vorteile des Lebensmittels

Balsamico-Essig enthält Antioxidantien, die die Herzgesundheit fördern und Entzündungen verringern können. Er kann helfen, den Blutzucker zu regulieren, indem er die Insulinempfindlichkeit verbessert und die Verdauung unterstützt. Ideal, um Speisen wie Salate geschmackvoll zu verfeinern, ohne Zucker oder Fett hinzuzufügen.

Abschließender Hinweis

Sicher zu essen. Aufgrund seines extrem niedrigen Kalorien-, Kohlenhydrat- und glykämischen Einflusses ist Balsamico-Essig ein geeigneter Begleiter für Menschen mit Diabetes. Verwenden Sie hochwertigen Balsamico ohne Zuckerzusatz, um die besten Vorteile zu erzielen.

Bambussprossen

Glykämischer Index: 20 (niedrig)

Glykämische Last: 1,0 (niedrig)

Kohlenhydratgehalt: 5,2 g

Proteingehalt: 2,2 g

Ballaststoffgehalt: 2,6 g

Vorteile des Lebensmittels

Perfekt für die Blutzuckerregulation und das Gewichtsmanagement, da sie kalorien- und kohlenhydratarm sind. Ihr hoher Ballaststoffgehalt trägt zur Stabilisierung des Blutzuckerspiegels bei und fördert die Verdauung. Sie enthalten auch wichtige Mineralstoffe wie Kalium, das zur Regulierung des Blutdrucks beiträgt, sowie sekundäre Pflanzenstoffe, die Entzündungen reduzieren können.

Abschließender Hinweis

Sicher zu essen. Bambussprossen sind eine ausgezeichnete Ergänzung zu verschiedenen Gerichten, da sie einen niedrigen GI haben, nährstoffreich und diabetesfreundlich sind. Sie beeinflussen den Blutzuckerspiegel nicht und liefern gesunde Ballaststoffe sowie Nährstoffe.

Banane

Glykämischer Index: 48 (niedrig)

Glykämische Last: 10,1 (niedrig)

Kohlenhydratgehalt: 20,1 g

Proteingehalt: 0,73 g

Ballaststoffgehalt: 1,7 g

Vorteile des Lebensmittels

Gute Kaliumquelle, die hilft, den Blutdruck zu regulieren und die Herzgesundheit zu fördern. Liefert Vitamin B6 und Vitamin C, die die Energieproduktion und die Immunfunktion unterstützen. Enthält Ballaststoffe, die die Verdauung fördern und die Zuckerfreisetzung verlangsamen, insbesondere resistente Stärke in weniger reifen Bananen.

Abschließender Hinweis

In Maßen genießen. Der natürliche Zuckergehalt und die moderate glykämische Last einer Banane können den Blutzucker leicht ansteigen lassen. Wählen Sie kleinere Portionen oder weniger reife Bananen, um die Auswirkung auf den Blutzucker zu minimieren.

Bananen (getrocknet)

Glykämischer Index: 48 (niedrig)

Glykämische Last: 42,4 (hoch)

Kohlenhydratgehalt: 58,4 g

Proteingehalt: 2,3 g

Ballaststoffgehalt: 7,7 g

Vorteile des Lebensmittels

Reich an Kalium, das die Herzgesundheit fördert und den Blutdruck reguliert. Enthält Vitamin B6 und Magnesium, die den Energiestoffwechsel und die Muskelfunktion unterstützen. Liefert Ballaststoffe, die die Verdauung fördern; durch den Trocknungsprozess ist der Zuckergehalt jedoch deutlich höher.

Abschließender Hinweis

In Maßen genießen. Aufgrund des hohen natürlichen Zucker- und Kaloriengehalts haben getrocknete Bananen eine hohe glykämische Last. Begrenzen Sie die Portionen oder greifen Sie zu frischen Bananen als Alternative mit niedrigerem GI, um den Blutzucker besser zu regulieren.

Bananenkuchen

Glykämischer Index: 47 (niedrig)

Glykämische Last: 17,1 (mittel)

Kohlenhydratgehalt: 32,9 g

Proteingehalt: 4,4 g

Ballaststoffgehalt: 0,7 g

Vorteile des Lebensmittels

Das Kalium aus Bananen fördert die Regulierung des Blutdrucks und unterstützt die Herzgesundheit. Der Zuckergehalt wird möglicherweise etwas verzögert freigesetzt, und durch die Zugabe von Vollkornprodukten oder Nüssen erhält man zusätzliche Ballaststoffe und Proteine, die Energie liefern und das Sättigungsgefühl steigern – besonders, wenn gesündere Zutaten verwendet werden.

Abschließender Hinweis

In Maßen genießen. Aufgrund des hohen Kohlenhydrat- und Zuckergehalts kann Bananenkuchen den Blutzucker schnell ansteigen lassen. Bevorzugen Sie kleinere Portionen oder eine Variante mit Vollkornmehl und weniger Zucker, um eine diabetesfreundliche Wahl zu treffen.

Basilikum

Glykämischer Index: 5 (niedrig)

Glykämische Last: 0,1 (niedrig)

Kohlenhydratgehalt: 2,65 g

Proteingehalt: 3,15 g

Ballaststoffgehalt: 1,6 g

Vorteile des Lebensmittels

Reich an Eugenol und anderen Antioxidantien, die das Immunsystem stärken und Entzündungen reduzieren können. Enthält geringe Mengen an Vitamin C, Vitamin K und Vitamin A, die gesunde Knochen, die Sehkraft und das Immunsystem unterstützen. Basilikum ist ein diabetesfreundliches Gewürz, das Speisen Geschmack verleiht, ohne Kalorien oder Zucker hinzuzufügen.

Abschließender Hinweis

Sicher zu essen. Basilikum ist ein hervorragendes Kraut, um Gerichten Geschmack zu verleihen, ohne den Blutzuckerspiegel zu erhöhen. Es kann in einer Vielzahl von Rezepten bedenkenlos verwendet werden.

Basmati-Reis

Glykämischer Index: 50 (niedrig)

Glykämische Last: 37,5 (hoch)

Kohlenhydratgehalt: 27,2 g

Proteingehalt: 2,6 g

Ballaststoffgehalt: 0,4 g

Vorteile des Lebensmittels

Hat einen niedrigeren GI als andere Reissorten, was zu einer besseren Blutzuckerregulation beitragen kann. Reich an wichtigen B-Vitaminen wie Thiamin und Niacin, die den Energiestoffwechsel und die Nervengesundheit unterstützen. Liefert schnelle Energie und kann mit Proteinen oder ballaststoffreichen Lebensmitteln kombiniert werden, um ausgewogene Mahlzeiten zu schaffen.

Abschließender Hinweis

In Maßen genießen. Portionskontrolle ist entscheidend, da Basmati-Reis trotz seines moderaten GI den Blutzuckerspiegel beeinflussen kann. Kombinieren Sie ihn mit protein- oder ballaststoffreichen Lebensmitteln, um die glykämische Wirkung weiter zu reduzieren.

Bierhefe

Glykämischer Index: 35 (niedrig)

Glykämische Last: 0,0 (niedrig)

Kohlenhydratgehalt: 41,22 g

Proteingehalt: 40,44 g

Ballaststoffgehalt: 26,9 g

Vorteile des Lebensmittels

Reich an B-Komplex-Vitaminen (außer B12), die die Energieproduktion, die Gesundheit des Nervensystems und die Bildung roter Blutkörperchen fördern. Dank ihres hohen Proteingehalts kann Bierhefe in Mahlzeiten integriert werden, um Muskeln zu erhalten und wieder aufzubauen. Enthält Chrom, das helfen kann, den Blutzuckerspiegel zu regulieren und die Insulinempfindlichkeit zu verbessern. Eine gute Quelle für Zink und Selen, die für den antioxidativen Schutz und die Funktion des Immunsystems wichtig sind.

Abschließender Hinweis

In Maßen genießen. Aufgrund ihres Proteinprofils und Chromgehalts ist Bierhefe ein nährstoffreiches Supplement, das das Diabetesmanagement unterstützen kann. Sie kann als Nahrungsergänzungsmittel oder Zusatz zu Speisen verwendet werden, sollte jedoch gemäß den Anweisungen dosiert werden, um mögliche Verdauungsbeschwerden zu vermeiden.

Birne (Frisch)

Glykämischer Index: 30 (niedrig)

Glykämische Last: 4,7 (niedrig)

Kohlenhydratgehalt: 15,2 g

Proteingehalt: 0,36 g

Ballaststoffgehalt: 3,1 g

Vorteile des Lebensmittels

Birnen sind eine hervorragende Ballaststoffquelle, die die Darmgesundheit unterstützt und ein gesundes Verdauungssystem fördert. Ihr niedriger glykämischer Index hilft, den Blutzuckerspiegel effektiv zu regulieren, was sie zu einer großartigen Wahl für Personen macht, die auf ihre Blutzuckerkontrolle achten. Mit einem hohen Wassergehalt tragen sie zur allgemeinen Hydration bei. Reich an Antioxidantien wie Vitamin C und K sowie anderen Phytonährstoffen schützt sie die Zellen vor Schäden. Darüber hinaus unterstützt der Kaliumgehalt die Herzgesundheit, indem er zur Aufrechterhaltung eines gesunden Blutdrucks beiträgt.

Abschließender Hinweis

Sicher zu essen. Frisch oder als Bestandteil ausgewogener Mahlzeiten verzehren. Lassen Sie die Schale dran, um die meisten Ballaststoffe und Nährstoffe zu erhalten.

Birnen (Getrocknet)

Glykämischer Index: 43 (niedrig)

Glykämische Last: 26,9 (hoch)

Kohlenhydratgehalt: 69,7 g

Proteingehalt: 1,87 g

Ballaststoffgehalt: 7,5 g

Vorteile des Lebensmittels

Getrocknete Birnen sind reich an Ballaststoffen, fördern die Verdauungsgesundheit und unterstützen eine gut funktionierende Darmflora. Sie enthalten natürliche Zucker, die eine schnelle und nachhaltige Energiequelle bieten und als nahrhafter Süßstoff dienen. Mit Spuren von essenziellen Mikronährstoffen wie Kalzium, Eisen und Kalium tragen sie zur allgemeinen Ernährung bei. Ihre Transportfähigkeit macht sie zu einem praktischen Snack für unterwegs.

Abschließender Hinweis

In Maßen essen. Aufgrund des hohen Zuckeranteils sollten ungesüßte Varianten bevorzugt werden. Kombinieren Sie sie mit gesunden Fetten oder Eiweiß, um den glykämischen Effekt zu mildern.

Birnen aus der Dose

Glykämischer Index: 55 (niedrig)

Glykämische Last: 8,6 (niedrig)

Kohlenhydratgehalt: 19,1 g

Proteingehalt: 0,24 g

Ballaststoffgehalt: 2,7 g

Vorteile des Lebensmittels

Eine ausgezeichnete Quelle für Vitamin C, das die Hautgesundheit fördert und das Immunsystem stärkt. Enthält Ballaststoffe, die das Sättigungsgefühl fördern, die Verdauung unterstützen und den Blutzuckerspiegel regulieren. Hydratisierend durch den hohen Wassergehalt, der die allgemeine Gesundheit und Flüssigkeitszufuhr unterstützt.

Abschließender Hinweis

In Maßen genießen. Ungesüßte Dosenbirnen können eine gesunde Wahl sein. Birnen, die in Sirup eingelegt sind, sollten jedoch aufgrund ihres hohen Zuckerzusatzgehalts vermieden werden. Wählen Sie immer Varianten ohne Zuckerzusatz und achten Sie auf die Portionsgrößen, um den Blutzucker im Gleichgewicht zu halten.

Blaubeeren

Glykämischer Index: 53 (mittel)

Glykämische Last: 4,0 (niedrig)

Kohlenhydratgehalt: 14,6 g

Proteingehalt: 0,7 g

Vorteile des Lebensmittels

Reich an Antioxidantien, insbesondere Anthocyanen, die Entzündungen reduzieren und die Herzgesundheit fördern. Reich an den Vitaminen C und K, die gesunde Knochen, Haut und die Funktion des Immunsystems unterstützen. Mangan in Blaubeeren hilft bei der Energieproduktion und trägt zur Erhaltung starker Knochen bei.

Abschließender Hinweis

In Maßen genießen. In normalen Portionen haben Blaubeeren eine niedrige glykämische Last, obwohl ihr GI moderat ist. Sie können frisch oder in Maßen als Teil einer ausgewogenen Ernährung verzehrt werden und sind eine nährstoffreiche Frucht für das Diabetesmanagement.

Blumenkohl

Glykämischer Index: 15 (niedrig)

Glykämische Last: 0,8 (niedrig)

Kohlenhydratgehalt: 4,72 g

Proteingehalt: 1,64 g

Ballaststoffgehalt: 1,9 g

Vorteile des Lebensmittels

Blumenkohl ist ideal für das Diabetesmanagement, da er kalorien- und kohlenhydratarm ist. Reich an Vitamin C, das antioxidative Abwehrkräfte und die Immunfunktion unterstützt. Enthält Verbindungen wie Isothiocyanate und Glucosinolate, die krebspräventive Wirkungen haben können. Sein hoher Ballaststoffgehalt fördert die Verdauung und reguliert den Blutzucker. Vielseitig einsetzbar als kohlenhydratarme Alternative für Kartoffelpüree, Pizzaboden und Reisgerichte.

Abschließender Hinweis

Sicher zu essen. Blumenkohl ist eine großartige Option für Menschen mit Diabetes, da er auf vielfältige Weise verzehrt werden kann, ohne den Blutzuckerspiegel negativ zu beeinflussen.

Brauner Reis

Glykämischer Index: 50 (niedrig)

Glykämische Last: 36,5 (hoch)

Kohlenhydratgehalt: 76,7 g

Proteingehalt: 7,25 g

Ballaststoffgehalt: 3 g

Vorteile des Lebensmittels

Brauner Reis bietet die Vorteile von Vollkornprodukten, wie verbesserte Blutzuckerregulation und Herzgesundheit im Vergleich zu weißem Reis. Reich an Mangan, das antioxidative Abwehrkräfte und den Energiestoffwechsel unterstützt. Enthält Magnesium und Selen, die zur Knochengesundheit und einem starken Immunsystem beitragen. Höherer Ballaststoffgehalt als weißer Reis fördert die Verdauung und verlangsamt die Kohlenhydrataufnahme.

Abschließender Hinweis

In Maßen genießen. Brauner Reis ist trotz seines mittleren GI eine bessere Wahl als weißer Reis zur Blutzuckerkontrolle. Um den Blutzucker weiter zu regulieren, kombinieren Sie ihn mit Fleisch oder Gemüse und achten Sie auf eine angemessene Portionsgröße, um die glykämische Last zu kontrollieren.

Brokkoli

Glykämischer Index: 15 (niedrig)

Glykämische Last: 0,5 (niedrig)

Kohlenhydratgehalt: 6,64 g

Proteingehalt: 2,82 g

Ballaststoffgehalt: 2,6 g

Vorteile des Lebensmittels

Reich an Vitamin C und K, die gesunde Knochen, Haut und das Immunsystem unterstützen. Enthält starke Antioxidantien wie Sulforaphan, die helfen können, bestimmte Krebsarten zu verhindern und Entzündungen zu reduzieren. Sein hoher Ballaststoffgehalt fördert das Sättigungsgefühl, die Blutzuckerregulation und die Verdauung. Zudem enthält er Eisen, Kalium und Folsäure, die die Bildung roter Blutkörperchen, die Herzgesundheit und die allgemeine Vitalität unterstützen.

Abschließender Hinweis

Sicher zu essen. Für Diabetiker ist Brokkoli eine hervorragende, nährstoffreiche Gemüseoption mit niedrigem GI. Er bietet viele gesundheitliche Vorteile und führt auch in größeren Mengen nicht zu starken Blutzuckeranstiegen.

Brokkoli (gekocht)

Glykämischer Index: 45 (niedrig)

Glykämische Last: 3,1 (niedrig)

Kohlenhydratgehalt: 3,12 g

Proteingehalt: 3,83 g

Ballaststoffgehalt: 2,8 g

Vorteile des Lebensmittels

Gekochter Brokkoli enthält höhere Mengen an Vitamin C und K, was die Gesundheit von Knochen, Haut und Immunsystem fördert. Enthält entzündungshemmende und entgiftende Antioxidantien wie Sulforaphan, die auch nach dem Kochen aktiv bleiben. Unterstützt die Verdauung, reguliert den Blutzuckerspiegel und fördert das Sättigungsgefühl dank seines hohen Ballaststoffgehalts. Beim Kochen bleiben wichtige Nährstoffe wie Kalium und Folsäure erhalten, während die Bekömmlichkeit verbessert wird.

Abschließender Hinweis

Sicher zu essen. Gekochter Brokkoli ist weiterhin ein nährstoffreiches Gemüse mit niedrigem GI, das Diabetiker bedenkenlos konsumieren können. Durch Dämpfen oder sanftes Kochen werden die meisten Nährstoffe erhalten und die Verdauung erleichtert.

Brombeeren (frische Beeren)

Glykämischer Index: 25 (niedrig)

Glykämische Last: 2,5 (niedrig)

Kohlenhydratgehalt: 9,61 g

Proteingehalt: 1,39 g

Ballaststoffgehalt: 5,3 g

Vorteile des Lebensmittels

Reich an Ballaststoffen, die die Verdauung verbessern und die Blutzuckerregulation fördern. Enthält Anthocyane und andere Antioxidantien, die das Immunsystem stärken und Entzündungen reduzieren. Eine ausgezeichnete Quelle für Mangan und Vitamin C, die die Hautgesundheit und den Energiestoffwechsel unterstützen.

Abschließender Hinweis

Sicher zu essen. Brombeeren sind aufgrund ihres hohen Ballaststoffgehalts und niedrigen GI eine hervorragende Obstwahl für das Diabetesmanagement. Sie können pur, in Smoothies oder als Garnitur für Haferflocken oder Joghurt genossen werden.

Brot (Haferflockenbrot)

Glykämischer Index: 47 (niedrig)

Glykämische Last: 19,2 (mittel)

Kohlenhydratgehalt: 48,5 g

Proteingehalt: 8,4 g

Ballaststoffgehalt: 4 g

Vorteile des Lebensmittels

Enthält Ballaststoffe, die helfen, den Blutzucker zu regulieren und die Verdauung zu unterstützen. Liefert die Vorteile von Vollkornprodukten, darunter wichtige Elemente wie B-Vitamine, Phosphor und Mangan. Ganze Haferflocken können die Herzgesundheit fördern, da sie Beta-Glucan enthalten, ein cholesterinsenkendes Mittel.

Abschließender Hinweis

In Maßen genießen. Haferflockenbrot hat einen höheren Ballaststoffgehalt und eine geringere glykämische Wirkung als Weißbrot, was es zu einer gesünderen Option für Diabetiker macht. Für die besten Ergebnisse wählen Sie Brot aus ganzen Haferflocken mit wenig oder keinem Zuckerzusatz.

Buchweizen

Glykämischer Index: 55 (niedrig)

Glykämische Last: 22,0 (hoch)

Kohlenhydratgehalt: 71,5 g

Proteingehalt: 13,2 g

Ballaststoffgehalt: 10 g

Vorteile des Lebensmittels

Reich an essenziellen Aminosäuren und glutenfrei, eine ausgezeichnete Proteinquelle. Buchweizen enthält Rutin, ein Antioxidans, das die Blutgefäße stärkt und die Herzgesundheit fördert. Gute Magnesiumquelle, die das Herz-Kreislauf-System unterstützt und den Blutzucker reguliert. Reich an Ballaststoffen, die die Verdauung fördern und die Aufnahme von Kohlenhydraten verzögern, um die Blutzuckerregulation zu verbessern.

Abschließender Hinweis

In Maßen genießen. Mit einem moderaten GI ist Buchweizen eine gesunde Getreidealternative für Diabetiker. Kombinieren Sie ihn mit Fleisch und Gemüse, um die glykämische Wirkung weiter zu reduzieren und die gesundheitlichen Vorteile zu maximieren.

Buchweizenmehl

Glykämischer Index: 40 (niedrig)

Glykämische Last: 28,2 (hoch)

Kohlenhydratgehalt: 75 g

Proteingehalt: 8,88 g

Ballaststoffgehalt: 10,4 g

Vorteile des Lebensmittels

Natürlich glutenfrei und daher geeignet für Menschen mit Zöliakie oder Glutenunverträglichkeit. Hoher Ballaststoffgehalt, der die Verdauung fördert und den Blutzucker reguliert. Reich an Antioxidantien wie Rutin, das Entzündungen reduziert und die Herzgesundheit fördert. Liefert viele B-Vitamine und Magnesium, die die Herzgesundheit und den Energiestoffwechsel unterstützen.

Abschließender Hinweis

Sicher zu essen, wenn in Maßen verwendet. Buchweizenmehl hat aufgrund seines hohen Nährstoffgehalts und niedrigen GI eine diabetesfreundliche Alternative zu raffinierten Mehlen. Es kann als Teil einer ausgewogenen Ernährung für Brot, Pfannkuchen und andere Backwaren verwendet werden.

Buchweizen-Pfannkuchen

Glykämischer Index: 40 (niedrig)

Glykämische Last: 3,6 (niedrig)

Kohlenhydratgehalt: 71,3 g

Proteingehalt: 10,9 g

Ballaststoffgehalt: 8,5 g

Vorteile des Lebensmittels

Diese Pfannkuchen werden mit Buchweizenmehl hergestellt, das reich an Magnesium, Ballaststoffen und Antioxidantien ist. Sie enthalten kein Weizenmehl und sind daher von Natur aus glutenfrei. Dank ihres hohen Nährstoffgehalts und niedrigen GI können diese Pfannkuchen die Blutzuckerregulation unterstützen und die Herzgesundheit fördern. Sie sind eine gesündere Alternative zu traditionellen Pfannkuchen, besonders wenn sie mit zuckerarmen Toppings wie griechischem Joghurt oder frischen Beeren kombiniert werden.

Abschließender Hinweis

In Maßen genießen. Obwohl Buchweizen-Pfannkuchen eine gesündere Alternative zu solchen aus raffiniertem Mehl sind, ist es wichtig, die Portionsgröße zu kontrollieren und die Toppings sorgfältig auszuwählen, um den Blutzuckerspiegel im Gleichgewicht zu halten.

Bulgur

Glykämischer Index: 55 (niedrig)

Glykämische Last: 41,8 (hoch)

Kohlenhydratgehalt: 75,9 g

Proteingehalt: 11,8 g

Ballaststoffgehalt: 11,7 g

Vorteile des Lebensmittels

Reich an Ballaststoffen, die helfen, den Blutzuckerspiegel auszugleichen, die Verdauung zu fördern und das Sättigungsgefühl zu steigern. Enthält Eisen, Mangan und Magnesium, die die Knochengesundheit, die Bildung roter Blutkörperchen und den Energiestoffwechsel unterstützen. Bulgur ist eine nährstoffreiche Getreideart und eine gute pflanzliche Proteinquelle. Ideal für Salate, Pilafs und Beilagen, da er fettarm und einfach zuzubereiten ist.

Abschließender Hinweis

Sicher zu essen. Bulgur ist ein Vollkorn mit niedrigem GI, das für Menschen mit Diabetes geeignet ist. Für eine bessere Blutzuckerregulation und langanhaltende Energie kann er regelmäßig in Mahlzeiten integriert werden.

Buschbohnen

Glykämischer Index: 30 (niedrig)

Glykämische Last: 1,1 (niedrig)

Kohlenhydratgehalt: 7,41 g

Proteingehalt: 1,97 g

Ballaststoffgehalt: 3 g

Vorteile des Lebensmittels

Buschbohnen sind reich an Ballaststoffen, die eine gesunde Verdauung fördern und für ein Sättigungsgefühl sorgen. Sie enthalten die Vitamine A, C und K, die für die Blutgerinnung, das Immunsystem und die Sehkraft wichtig sind. Mit Magnesium und Kalium tragen sie zur Regulierung des Blutdrucks bei. Ihr niedriger Kalorien- und Kohlenhydratgehalt macht sie ideal zur Regulierung des Blutzuckerspiegels und für die allgemeine Gesundheit.

Abschließender Hinweis

Sicher zu essen. Buschbohnen sind ein nährstoffreiches Lebensmittel, das hervorragend zu einer diabetikerfreundlichen Ernährung passt. Sie können gedämpft, gebraten oder in Salaten und Suppen verwendet werden.

Butter

Glykämischer Index: 0 (niedrig)

Glykämische Last: 0,0 (niedrig)

Kohlenhydratgehalt: 21,2 g

Proteingehalt: 20,8 g

Ballaststoffgehalt: 9,7 g

Vorteile des Lebensmittels

Butter liefert fettlösliche Vitamine A, D, E und K, die antioxidative Eigenschaften besitzen, die Knochengesundheit fördern und die Sehkraft unterstützen. Enthält moderate Mengen gesunder Fette, die die Nährstoffaufnahme fördern und als Energiequelle dienen. Butter von grasgefütterten Kühen hat höhere Gehalte an Omega-3-Fettsäuren und konjugierter Linolsäure (CLA), die entzündungshemmende Eigenschaften haben können.

Abschließender Hinweis

In Maßen genießen. Butter ist kalorienreich und enthält gesättigte Fettsäuren, beeinflusst jedoch nicht den Blutzuckerspiegel. Verwenden Sie sie sparsam und bevorzugen Sie, wenn möglich, gesündere Fettquellen wie Avocado oder Olivenöl, um die Herzgesundheit zu fördern.

Butterkekse (Butter, Mehl, Zucker)

Glykämischer Index: 55 (niedrig)

Glykämische Last: 29,1 (hoch)

Kohlenhydratgehalt: 68,9 g

Proteingehalt: 6,1 g

Ballaststoffgehalt: 0,8 g

Vorteile des Lebensmittels

Aufgrund ihres hohen Zucker- und Kohlenhydratgehalts liefern Butterkekse schnell Energie. Sie enthalten zudem Spuren von Kalzium und Vitamin A, die in der Butter enthalten sind.

Abschließender Hinweis

Vermeiden. Butterkekse sind aufgrund ihres hohen Zuckergehalts, der raffinierten Kohlenhydrate und der gesättigten Fettsäuren keine geeignete Wahl für Diabetiker. Wenn Sie einen Snack wünschen, wählen Sie Vollkorn- oder zuckerfreie Alternativen.

Butterkekse (zuckerfrei)

Glykämischer Index: 40 (niedrig)

Glykämische Last: 17,2 (moderat)

Kohlenhydratgehalt: 76 g

Proteingehalt: 5,37 g

Ballaststoffgehalt: 1,3 g

Vorteile des Lebensmittels

Dank ihres Kohlenhydratgehalts liefern zuckerfreie Butterkekse einen schnellen Energieschub. Butter, die in der Zubereitung enthalten ist, bietet in kleinen Mengen gesunde Fette, sollte jedoch in Maßen konsumiert werden, um eine ausgewogene Ernährung und die allgemeine Gesundheit zu fördern.

Abschließender Hinweis

In Maßen essen. Wenn sie in großen Mengen konsumiert werden, können Butterkekse trotz ihrer zuckerfreien Zubereitung den Blutzuckerspiegel erhöhen und zu Gewichtszunahme führen. Kleine Mengen und gelegentlicher Konsum sind die besten Optionen.

Cashewnüsse

Glykämischer Index: 15 (niedrig)

Glykämische Last: 4,5 (niedrig)

Kohlenhydratgehalt: 36,3 g

Proteingehalt: 17,4 g

Ballaststoffgehalt: 4,1 g

Vorteile des Lebensmittels

Cashewnüsse sind reich an einfach ungesättigten Fetten, die gut für das Herz sind und helfen können, den Cholesterinspiegel zu senken. Sie liefern wichtige Mineralstoffe wie Eisen, Magnesium und Zink, die die Immunfunktion, die Energieproduktion und die Knochengesundheit unterstützen. Als pflanzliche Proteinquelle sind sie ein sättigender Snack. Zudem enthalten sie Substanzen und Antioxidantien, die Entzündungen reduzieren und die allgemeine Gesundheit fördern können.

Abschließender Hinweis

In Maßen genießen. Cashewnüsse sind gut für Menschen mit Diabetes, aber kalorienreich, daher ist es wichtig, die Portionsgrößen im Auge zu behalten. Vermeiden Sie gesalzene oder gezuckerte Varianten, um die gesundheitlichen Vorteile zu bewahren. Eine kleine Handvoll, etwa 15 bis 20 Nüsse, eignet sich als gesunder Snack.

Cheddar (Käse)

Glykämischer Index: 0 (niedrig)

Glykämische Last: 0,0 (niedrig)

Kohlenhydratgehalt: 2,44 g

Proteingehalt: 23,3 g

Vorteile des Lebensmittels

Reich an Protein, das das Sättigungsgefühl fördert und die Muskelregeneration unterstützt. Reich an Kalzium, das für gesunde Zähne und starke Knochen wichtig ist. Enthält Vitamin B12, das die neurologische Funktion unterstützt, sowie Vitamin A, das die Augengesundheit fördert. Cheddar ist reich an gesunden Fetten, die die Aufnahme fettlöslicher Vitamine fördern und Energie liefern.

Abschließender Hinweis

In Maßen genießen. Aufgrund seines niedrigen Kohlenhydratgehalts ist Cheddar-Käse für eine diabetesfreundliche Ernährung geeignet. Die Portionskontrolle ist entscheidend, da er kalorienreich ist und viele gesättigte Fette enthält. Wählen Sie eine kleine Portion, um die Nährstoffvorteile zu nutzen, ohne den Kalorien- und Fettkonsum zu übertreiben.

Chiasamen

Glykämischer Index: 30 (niedrig)

Glykämische Last: 12,6 (moderat)

Kohlenhydratgehalt: 38,3 g

Proteingehalt: 17 g

Vorteile des Lebensmittels

Reich an Ballaststoffen, die eine gesunde Verdauung fördern und den Blutzuckerspiegel regulieren. Enthalten Omega-3-Fettsäuren, die Entzündungen reduzieren und die Herzgesundheit unterstützen. Liefern pflanzliches Protein, das das Sättigungsgefühl und die Muskelgesundheit unterstützt, sowie wichtige Mineralstoffe wie Kalzium, Magnesium und Phosphor für die Knochengesundheit. Zusätzlich enthalten sie Antioxidantien, die vor Entzündungen und oxidativen Schäden schützen.

Abschließender Hinweis

Sicher zu essen. Chiasamen sind aufgrund ihres hohen Ballaststoffgehalts und niedrigen glykämischen Effekts eine großartige Ergänzung zu einer diabetesfreundlichen Ernährung. Sie können in Backwaren, Porridge und Smoothies verwendet werden, um den Nährwert zu erhöhen. Da sie kalorienreich sind, wird ein moderater Verzehr empfohlen.

Chicorée

Glykämischer Index: 15 (niedrig)

Glykämische Last: 0,6 (niedrig)

Kohlenhydratgehalt: 4,7 g

Proteingehalt: 1,7 g

Ballaststoffgehalt: 4 g

Vorteile des Lebensmittels

Reich an Ballaststoffen, insbesondere Inulin, das als Präbiotikum das Gleichgewicht der Darmflora fördert und die Verdauung unterstützt. Durch seinen niedrigen Kalorien- und Kohlenhydratgehalt ist Chicorée eine ausgezeichnete Wahl für die Gewichtskontrolle und die Blutzuckerregulation. Enthält viele Antioxidantien, die chronischen Krankheiten vorbeugen und Entzündungen reduzieren können. Liefert geringe Mengen an Vitaminen und Mineralstoffen, wie Vitamin K, das die Knochengesundheit fördert. Vielseitig einsetzbar in gekochten Speisen, Salaten oder als Kaffeealternative.

Abschließender Hinweis

Sicher zu essen. Aufgrund seines hohen Ballaststoffgehalts und geringen glykämischen Effekts ist Chicorée eine hervorragende Wahl für Menschen mit Diabetes. Er kann bedenkenlos Teil der Ernährung sein.

Chili (frisch)

Glykämischer Index: 15 (niedrig)

Glykämische Last: 1,4 (niedrig)

Kohlenhydratgehalt: 9,46 g

Proteingehalt: 2 g

Ballaststoffgehalt: 1,5 g

Vorteile des Lebensmittels

Capsaicin im Chili kann Entzündungen reduzieren und den Stoffwechsel ankurbeln. Der hohe Vitamin-C-Gehalt unterstützt die Hautgesundheit und stärkt das Immunsystem. Bietet Antioxidantien, die den Körper vor oxidativem Stress schützen. Kann die Durchblutung fördern und somit zur Herzgesundheit beitragen. Verbessert den Geschmack von Gerichten, ohne signifikante Kalorien oder Kohlenhydrate hinzuzufügen.

Abschließender Hinweis

Sicher zu essen. Aufgrund seines geringen glykämischen Effekts und potenzieller metabolischer Vorteile ist Chili für Menschen mit Diabetes geeignet. Bei empfindlichem Magen oder Erkrankungen wie Sodbrennen jedoch in Maßen konsumieren. Es kann verwendet werden, um Geschmack zu verleihen, ohne salzige oder süße Gewürze zu verwenden.

Chinesische Nudeln (gekocht)

Glykämischer Index: 35 (niedrig)

Glykämische Last: 23,4 (hoch)

Kohlenhydratgehalt: 63,6 g

Proteingehalt: 10,9 g

Ballaststoffgehalt: 6,7 g

Vorteile des Lebensmittels

Mit ihrem hohen Kohlenhydratgehalt dienen sie als schnelle Energiequelle. Der moderate Proteingehalt kann, wenn kombiniert mit anderen Proteinquellen, die Muskelregeneration unterstützen. Oft mit B-Vitaminen angereichert, spielen sie eine wichtige Rolle im Energiestoffwechsel. Vielseitig einsetzbar und ideal in Kombination mit magerem Protein und Gemüse für ausgewogene Mahlzeiten.

Abschließender Hinweis

In Maßen genießen. Bei übermäßigem Verzehr können chinesische Nudeln den Blutzuckerspiegel beeinflussen. Wählen Sie wann immer möglich Vollkorn- oder kohlenhydratarme Alternativen und kombinieren Sie sie mit ballaststoffreichem Gemüse und magerem Protein, um die glykämische Wirkung zu reduzieren.

Cranberrysaft (ungesüßt)

Glykämischer Index: 50 (niedrig)

Glykämische Last: 7,3 (niedrig)

Kohlenhydratgehalt: 12,2 g

Proteingehalt: 0,93 g

Ballaststoffgehalt: 0,1 g

Vorteile des Lebensmittels

Reich an Proanthocyanidinen und anderen Antioxidantien, die die Gesundheit der Harnwege fördern und Entzündungen reduzieren. Liefert Vitamin C für gesunde Haut und ein starkes Immunsystem. Hydratisierend und kann als natürliche Behandlung für einige Beschwerden, insbesondere des Harnsystems, verwendet werden.

Abschließender Hinweis

In Maßen genießen. Ungesüßter Cranberrysaft kann aufgrund seiner gesundheitlichen Vorteile und seiner moderaten glykämischen Last in eine diabetesfreundliche Ernährung integriert werden. Er sollte jedoch verdünnt oder mit anderen ungesüßten Säften kombiniert werden, da seine natürliche Säure zu einem übermäßigen Konsum führen kann. Vermeiden Sie gesüßte Varianten, um Blutzuckerspitzen zu vermeiden.

Dessertbanane

Glykämischer Index: 45 (niedrig)

Glykämische Last: 15,7 (moderat)

Kohlenhydratgehalt: 22,71 g

Proteingehalt: 1 g

Ballaststoffgehalt: 1,7 g

Vorteile des Lebensmittels

Reich an Kalium, das die Herzgesundheit fördert und den Blutdruck reguliert. Enthält Ballaststoffe, die die Verdauung unterstützen und das Sättigungsgefühl steigern. Aufgrund der natürlichen Zucker ein schneller Energielieferant, ideal als Snack vor dem Training. Liefert Vitamin B6, das für den Energiestoffwechsel und die kognitive Funktion wichtig ist.

Abschließender Hinweis

In Maßen genießen. Bananen bieten gesundheitliche Vorteile, ihr natürlicher Zucker- und Kohlenhydratgehalt kann jedoch den Blutzucker beeinflussen. Kombinieren Sie sie mit fettreichen oder proteinreichen Lebensmitteln wie Joghurt oder Mandeln, um die Glukoseaufnahme zu verlangsamen. Grüne Bananen mit niedrigerem GI und resistenter Stärke sind für Diabetiker die bessere Wahl.

Dicke Bohnen (Fava-Bohnen)

Glykämischer Index: 40 (niedrig)

Glykämische Last: 7,2 (niedrig)

Kohlenhydratgehalt: 17,6 g

Proteingehalt: 7,92 g

Ballaststoffgehalt: 7,5 g

Vorteile des Lebensmittels

Eine gute Proteinquelle, die das Sättigungsgefühl fördert und die Muskelgesundheit unterstützt. Hervorragende Ballaststoffquelle, die den Blutzucker reguliert und die Verdauung erleichtert. Enthält wichtige Nährstoffe wie Eisen, Mangan und Folsäure, die die Energieproduktion, die Blutgesundheit und die Immunfunktion fördern.

Abschließender Hinweis

In Maßen genießen. Fava-Bohnen sind eine geeignete Wahl für das Diabetesmanagement, da sie einen niedrigen GI und viele Nährstoffe bieten. Sie können zur Anreicherung von Eintöpfen, Salaten und anderen Gerichten mit Ballaststoffen und Proteinen verwendet werden.

Dill (frisch)

Glykämischer Index: 25 (niedrig)

Glykämische Last: 1,6 (niedrig)

Kohlenhydratgehalt: 7,02 g

Proteingehalt: 3,46 g

Ballaststoffgehalt: 2,1 g

Vorteile des Lebensmittels

Dill ist reich an Flavonoiden und anderen Antioxidantien, die oxidativen Stress und Entzündungen reduzieren. Enthält Vitamin A und C, die die Augengesundheit fördern und das Immunsystem stärken. Liefert Mangan und Kalzium für gesunde Knochen. Aufgrund des niedrigen Kalorien- und Kohlenhydratgehalts ideal zur Blutzuckerkontrolle.

Abschließender Hinweis

Sicher zu essen. Frischer Dill ist eine hervorragende Wahl für Diabetiker, da er Speisen Geschmack verleiht, ohne den Kalorien- oder Kohlenhydratgehalt wesentlich zu erhöhen. Fügen Sie ihn großzügig Marinaden, Salaten oder Suppen hinzu, um Geschmack und Nährstoffe zu verbessern.

Dillgurken

Glykämischer Index: 15 (niedrig)

Glykämische Last: 0,2 (niedrig)

Kohlenhydratgehalt: 1,99 g

Proteingehalt: 0,48 g

Ballaststoffgehalt: 1 g

Vorteile des Lebensmittels

Kalorien- und kohlenhydratarm, daher ideal für die Gewichtskontrolle und das Management des Blutzuckers. Enthalten Probiotika, die durch Fermentation die Verdauung und Darmgesundheit verbessern. Reich an Vitamin K, das gesunde Knochen und eine ordnungsgemäße Blutgerinnung fördert. Der hohe Wassergehalt macht sie zu einer guten Wahl für die Hydratation.

Abschließender Hinweis

In Maßen genießen. Dillgurken sind aufgrund ihres niedrigen Kohlenhydratgehalts diabetesfreundlich. Personen mit Bluthochdruck oder Empfindlichkeit gegenüber Salz sollten jedoch auf den hohen Natriumgehalt achten. Wählen Sie, wenn möglich, natriumarme Varianten.

Dunkle Schokolade (85 % Kakaoanteil)

Glykämischer Index: 20 (niedrig)

Glykämische Last: 9,6 (niedrig)

Kohlenhydratgehalt: 45,9 g

Proteingehalt: 7,79 g

Ballaststoffgehalt: 10,9 g

Vorteile des Lebensmittels

Dunkle Schokolade ist reich an Flavonoiden, einem Antioxidans, das Entzündungen reduziert und die Herzgesundheit stärkt. Sie kann die Insulinsensitivität verbessern und die Blutzuckerregulation fördern. Enthält Magnesium, das die Gesundheit von Nerven und Muskeln unterstützt. Substanzen wie Phenylethylamin und Theobromin können stimmungsaufhellend wirken.

Abschließender Hinweis

In Maßen genießen. Dunkle Schokolade mit hohem Kakaoanteil eignet sich aufgrund ihres niedrigen Zuckergehalts und ihrer gesundheitlichen Vorteile für Diabetiker, wenn sie in kleinen Mengen verzehrt wird. Übermäßiger Konsum kann jedoch die Kalorienzufuhr erhöhen und zu Gewichtszunahme führen. Wählen Sie immer ungesüßte oder nur leicht gesüßte Varianten.

Dunkle Schokolade (Allgemein)

Glykämischer Index: 23 (niedrig)

Glykämische Last: 13,8 (moderat)

Kohlenhydratgehalt: 60,5 g

Proteingehalt: 5,54 g

Ballaststoffgehalt: 6,5 g

Vorteile des Lebensmittels

Reich an Flavonoiden und anderen Antioxidantien, die die Herzgesundheit fördern, den Blutdruck senken und die Durchblutung verbessern. Kann durch Substanzen wie Koffein und Theobromin die Stimmung und die kognitive Funktion steigern. Liefert Kupfer, Eisen und Magnesium, die für viele Körperfunktionen essenziell sind. In Maßen genossen, kann sie helfen, die Insulinresistenz zu verringern.

Abschließender Hinweis

In Maßen genießen. Dunkle Schokolade mit 70 % oder mehr Kakaoanteil gilt als diabetesfreundlich, da ein höherer Kakaoanteil weniger Zucker bedeutet. Achten Sie jedoch auf zugesetzten Zucker in den Zutaten, da dieser den Blutzucker erhöhen kann. Begrenzen Sie den Verzehr auf kleine Portionen als Genussmittel oder als Teil einer gesunden Ernährung.

Glykämischer Index: 0 (niedrig)

Glykämische Last: 0,0 (niedrig)

Kohlenhydratgehalt: 1,1 g

Proteingehalt: 13 g

Vorteile des Lebensmittels

Eier sind eine hochwertige Proteinquelle und fördern das Muskelwachstum, die Reparatur und die allgemeine Körperfunktion. Sie sind reich an Vitaminen, einschließlich Vitamin B12, das die Gehirn- und Nervenfunktion unterstützt. Enthalten essenzielle Mineralien wie Eisen und Selen, die die Energieproduktion und die Immunfunktion unterstützen. Zudem liefern sie Antioxidantien wie Zeaxanthin und Lutein, die die Augengesundheit fördern.

Abschließender Hinweis

Sicher zu essen. Aufgrund ihres hohen Proteingehalts und niedrigen Kohlenhydratgehalts sind Eier eine ausgezeichnete Wahl für Diabetiker. Obwohl Eier reich an Cholesterin sind, deuten aktuelle Forschungsergebnisse darauf hin, dass der moderate Konsum die Herzgesundheit der meisten Menschen nicht erheblich beeinträchtigt. Fügen Sie Eier in eine ausgewogene Ernährung ein.

Eicheln

Glykämischer Index: 25 (niedrig)

Glykämische Last: 10,3 (niedrig)

Kohlenhydratgehalt: 10,5 g

Proteingehalt: 1,25 g

Ballaststoffgehalt: 2,6 g

Vorteile des Lebensmittels

Reich an Ballaststoffen und gesunden Fetten, die das Sättigungsgefühl fördern und die Verdauung unterstützen. Enthält Tannine und Antioxidantien, die helfen können, Entzündungen zu verringern. Gute Quelle für wichtige Mineralstoffe wie Kalzium, Magnesium und Kalium, die die Gesundheit von Knochen und Herz unterstützen.

Abschließender Hinweis

In Maßen genießen. Obwohl Eicheln nährstoffreich sind, sollten sie richtig gekocht werden (durch Auslaugen der Tannine), um mögliche Magen-Darm-Beschwerden zu vermeiden. Trotz ihres niedrigen GI enthalten sie eine erhebliche Menge an Kohlenhydraten, weshalb die Kontrolle der Portionsgrößen entscheidend für das Diabetesmanagement ist.

Endivie

Glykämischer Index: 15 (niedrig)

Glykämische Last: 0,0 (niedrig)

Kohlenhydratgehalt: 3,35 g

Proteingehalt: 1,25 g

Ballaststoffgehalt: 3,1 g

Vorteile des Lebensmittels

Reich an Ballaststoffen, die eine gesunde Verdauung und Blutzuckerregulation fördern. Enthält viel Vitamin A und K, die gesunde Knochen und gutes Sehvermögen unterstützen. Antioxidantien helfen, chronischen Krankheiten vorzubeugen und Entzündungen zu reduzieren. Perfekt für die Gewichtskontrolle, da kalorienarm.

Abschließender Hinweis

Sicher zu essen. Endivie ist aufgrund ihres hohen Ballaststoffgehalts, niedrigen glykämischen Indexes und ihrer Nährstoffdichte eine hervorragende Wahl für Diabetiker. Sie kann roh in Salaten oder als Teil einer gesunden Mahlzeit zubereitet werden.

Energieriegel (Zuckerfrei)

Glykämischer Index: 50 (niedrig)

Glykämische Last: 23,4 (hoch)

Kohlenhydratgehalt: 50,3 g

Proteingehalt: 21,9 g

Ballaststoffgehalt: 6,7 g

Vorteile des Lebensmittels

Liefert langanhaltende Energie durch komplexe Kohlenhydrate und niedrigen glykämischen Index. Ballaststoffe fördern die Verdauung und regulieren den Blutzuckerspiegel. Protein sorgt für Sättigung und unterstützt die Muskelregeneration. Häufig mit Vitaminen und Mineralstoffen angereichert, verbessert es die allgemeine Nährstoffaufnahme.

Abschließender Hinweis

In Maßen genießen. Zuckerfreie Energieriegel können eine nützliche Ergänzung zur Diabeteskontrolle sein, wenn sie aus natürlichen, vollwertigen Zutaten hergestellt werden. Achten Sie auf versteckte Zucker, Fette und künstliche Süßstoffe. Diese Riegel sollten eine ausgewogene Ernährung ergänzen, nicht ersetzen.

Ente

Glykämischer Index: 0 (niedrig)

Glykämische Last: 0,0 (niedrig)

Kohlenhydratgehalt: 3,35 g

Proteingehalt: 18,7 g

Ballaststoffgehalt: 0 g

Vorteile des Lebensmittels

Hochwertiges Protein, das für die Körperfunktion und Muskelregeneration unerlässlich ist. Reich an B-Vitaminen, insbesondere B6 und B12, die für die Nervenfunktion und den Energiestoffwechsel wichtig sind. Eine gute Quelle für Zink und Selen, die die antioxidative Abwehr und die Immunität stärken. Hoher Eisengehalt, der Anämie vorbeugen kann.

Abschließender Hinweis

Sicher zu essen. Da Ente keine Kohlenhydrate enthält, ist sie für Diabetiker geeignet. Um Kalorien und Fett zu reduzieren, wählen Sie magere Stücke und entfernen Sie die Haut, da diese relativ viel gesättigtes Fett enthält. Konsumieren Sie Ente in Maßen, besonders wenn Sie auf Ihre Herzgesundheit achten.

Erbsen

Glykämischer Index: 35 (niedrig)

Glykämische Last: 4,5 (niedrig)

Kohlenhydratgehalt: 14,4 g

Proteingehalt: 5,42 g

Ballaststoffgehalt: 5,7 g

Vorteile des Lebensmittels

Reich an Eiweiß fördern Erbsen das Muskelwachstum und die -regeneration und sind eine wertvolle Ergänzung einer ausgewogenen Ernährung. Ihr hoher Ballaststoffgehalt sorgt für ein Sättigungsgefühl und unterstützt die Verdauung. Sie sind außerdem eine großartige Quelle für die Vitamine B, K und C, die zur allgemeinen Gesundheit beitragen. Zusätzlich enthalten sie Antioxidantien wie Polyphenole, die oxidativen Stress bekämpfen und den Körper vor Schäden schützen.

Abschließender Hinweis

Sicher zu essen. Hervorragend geeignet, um die Blutzuckerkontrolle zu fördern und Mahlzeiten mit Ballaststoffen, Eiweiß und Mineralstoffen anzureichern.

Erdbeeren

Glykämischer Index: 25 (niedrig)

Glykämische Last: 1,9 (niedrig)

Kohlenhydratgehalt: 7,98 g

Proteingehalt: 0,67 g

Ballaststoffgehalt: 2 g

Vorteile des Lebensmittels

Erdbeeren sind reich an Antioxidantien wie Anthocyanen, die Entzündungen bekämpfen. Sie enthalten viel Vitamin C, das die Hautreparatur unterstützt und das Immunsystem stärkt. Mit Mangan tragen sie zur Stoffwechselregulation und Knochengesundheit bei. Natürliche Süße und ein geringer Kaloriengehalt machen Erdbeeren zu einer ausgezeichneten Wahl, um den Blutzuckerspiegel zu regulieren und Heißhunger auf Süßes zu stillen.

Abschließender Hinweis

Sicher zu essen. Für Menschen mit Diabetes sind Erdbeeren eine großartige Obstwahl. Sie können roh, in Salaten, Smoothies oder Desserts genossen werden.

Erdnussbutter (Zuckerfrei)

Glykämischer Index: 25 (niedrig)

Glykämische Last: 7,0 (niedrig)

Kohlenhydratgehalt: 50,5 g

Proteingehalt: 10,3 g

Ballaststoffgehalt: 3,4 g

Vorteile des Lebensmittels

Reich an herzgesunden einfach ungesättigten Fetten unterstützt zuckerfreie Erdnussbutter die kardiovaskuläre Gesundheit. Sie dient als zuverlässige Eiweißquelle, steigert die Energie und fördert die Muskelregeneration. Vollgepackt mit essentiellen Nährstoffen wie Antioxidantien, Kalium, Magnesium und Vitamin E fördert sie die allgemeine Gesundheit. Dank ihrer niedrigen glykämischen Last ist sie besonders für Menschen mit Diabetes eine gute Wahl.

Abschließender Hinweis

In Maßen essen. Wählen Sie ungesüßte, natürliche Sorten ohne zugesetztes Salz oder Öle. Für einen ausgewogenen Snack kombinieren Sie sie mit Obst, Gemüse oder Vollkornbrot. Aufgrund ihrer hohen Kaloriendichte sollte der Verzehr begrenzt werden.

Erdnüsse

Glykämischer Index: 15 (niedrig)

Glykämische Last: 2,4 (niedrig)

Kohlenhydratgehalt: 26,5 g

Proteingehalt: 23,2 g

Ballaststoffgehalt: 8 g

Vorteile des Lebensmittels

Reich an pflanzlichem Eiweiß, fördern Erdnüsse den Muskelaufbau und die Reparatur und sind eine ausgezeichnete Option für Vegetarier oder Menschen, die ihre Eiweißaufnahme erhöhen möchten. Sie sind reich an herzgesunden einfach und mehrfach ungesättigten Fetten, die zur Herzgesundheit beitragen. Beladen mit essentiellen Mineralien wie Phosphor und Magnesium sowie Vitaminen wie Vitamin E und B-Vitaminen, sind sie eine nährstoffreiche Wahl. Außerdem fördern sie die Sättigung, helfen den Appetit zu regulieren und unterstützen die Gewichtskontrolle.

Abschließender Hinweis

In Maßen essen. Erdnüsse sind für Menschen mit Typ-2-Diabetes geeignet, wenn sie nicht gesalzen oder aromatisiert sind, um zusätzlichen Zucker oder Natrium zu vermeiden. Die besten Optionen sind rohe oder trocken geröstete Erdnüsse.

Erdnüsse (Trocken geröstet)

Glykämischer Index: 15 (niedrig)

Glykämische Last: 2,3 (niedrig)

Kohlenhydratgehalt: 21,26 g

Proteingehalt: 24,35 g

Ballaststoffgehalt: 8,4 g

Vorteile des Lebensmittels

Trocken geröstete Erdnüsse sind eine ausgezeichnete Eiweißquelle, die für den Muskelaufbau und die Regeneration wichtig ist. Sie sind reich an einfach und mehrfach ungesättigten Fetten, die die Herzgesundheit fördern. Ihr Ballaststoffgehalt unterstützt die Sättigung und die Verdauung. Zudem enthalten sie Nährstoffe wie B-Vitamine, Phosphor und Magnesium, die zur Knochengesundheit und Energieproduktion beitragen. Resveratrol, ein starkes Antioxidans in Erdnüssen, kann Entzündungen reduzieren und die gesundheitlichen Vorteile weiter steigern.

Abschließender Hinweis

In Maßen essen. Aufgrund ihres hohen Kaloriengehalts sollten die Portionsgrößen beachtet werden. Wählen Sie ungesalzene Varianten, um übermäßigen Natriumkonsum zu vermeiden.

Erdnussöl (Zuckerfrei)

Glykämischer Index: 40 (niedrig)

Glykämische Last: 8,6 (niedrig)

Kohlenhydratgehalt: 0 g

Proteingehalt: 0 g

Ballaststoffgehalt: 0 g

Vorteile des Lebensmittels

Erdnussöl ist reich an einfach und mehrfach ungesättigten Fetten, die der Herzgesundheit zugutekommen. Es ist eine gute Quelle für Vitamin E, ein Antioxidans, das die Zellen vor Schäden schützt. Mit einem hohen Rauchpunkt eignet es sich ideal zum Braten und Sautieren. Zudem ist es cholesterinfrei und trägt nicht zu den Cholesterinwerten in der Ernährung bei, was es zu einer gesünderen Fettalternative macht.

Abschließender Hinweis

In Maßen essen. Verwenden Sie kaltgepresste oder nicht raffinierte Varianten, um die Nährstoffe zu erhalten. Aufgrund des hohen Kaloriengehalts sollte der Konsum begrenzt werden.

Essig

Glykämischer Index: 15 (niedrig)

Glykämische Last: 0,0 (niedrig)

Kohlenhydratgehalt: 0,93 g

Proteingehalt: 0 g

Ballaststoffgehalt: 0 g

Vorteile des Lebensmittels

Essig kann helfen, den Blutzuckerspiegel nach den Mahlzeiten zu senken und die Insulinsensitivität zu verbessern. Er enthält Essigsäure, die die Aufnahme von Kohlenhydraten verlangsamt und die Verdauung unterstützt. Kalorienarm verfeinert er Gerichte geschmacklich, ohne Zucker oder Fett hinzuzufügen. Seine potenziellen antibakteriellen Eigenschaften können zudem die Darmgesundheit fördern und ihn zu einer vielseitigen und nützlichen Ergänzung einer ausgewogenen Ernährung machen.

Abschließender Hinweis

Sicher zu essen. Essig, insbesondere Apfelessig oder Balsamico-Essig, ist ein wichtiger Bestandteil einer diabetesfreundlichen Ernährung. Verwenden Sie ihn sparsam für Marinaden, Salatdressings oder zur Geschmacksverbesserung von Gerichten. Vermeiden Sie gesüßte Essigsorten, da diese Zuckerzusätze enthalten können.

Falafel (aus Favabohnen)

Glykämischer Index: 40 (niedrig)

Glykämische Last: 8,4 (niedrig)

Kohlenhydratgehalt: 28,96 g

Proteingehalt: 8,28 g

Ballaststoffgehalt: 4,8 g

Vorteile des Lebensmittels

Reich an pflanzlichem Protein, das Sättigung fördert und die Muskelregeneration unterstützt. Enthält viele Ballaststoffe, die den Blutzucker regulieren und die Verdauung fördern. Liefert essenzielle Mineralstoffe und Vitamine wie Eisen, Magnesium und Folat, die zur Energieproduktion und allgemeinen Gesundheit beitragen. Enthält Antioxidantien, die Entzündungen im Körper reduzieren können.

Abschließender Hinweis

In Maßen genießen. Trotz ihres Nährwerts wird Falafel oft frittiert, was den Fettgehalt erhöht. Für eine diabetesfreundliche Variante wählen Sie gebackene oder luftgebackene Falafel. Servieren Sie sie mit frischem Gemüse und einem leichten Dressing für ein ausgewogenes Gericht.

Feige (getrocknet)

Glykämischer Index: 50 (niedrig)

Glykämische Last: 28,9 (hoch)

Kohlenhydratgehalt: 63,9 g

Proteingehalt: 3,3 g

Ballaststoffgehalt: 9,8 g

Vorteile des Lebensmittels

Die hohe Ballaststoffmenge unterstützt die Verdauung und sorgt für ein langanhaltendes Sättigungsgefühl. Liefert natürliche Zucker, die schnelle Energie bieten, wobei Diabetiker ihre Aufnahme sorgfältig überwachen sollten. Reich an wichtigen Mineralstoffen wie Kalium, Magnesium und Kalzium, die starke Knochen und ein gesundes Herz fördern. Antioxidantien helfen, Entzündungen zu bekämpfen und bieten zusätzliche gesundheitliche Vorteile.

Abschließender Hinweis

In Maßen genießen. Getrocknete Feigen sind nährstoffreich, aber ihr hoher natürlicher Zucker- und Kohlenhydratgehalt kann den Blutzuckerspiegel beeinflussen. Kombinieren Sie sie mit Protein oder gesunden Fetten, um die glykämische Wirkung zu verringern, und achten Sie auf Portionsgrößen.

Fenchel

Glykämischer Index: 15 (niedrig)

Glykämische Last: 1,1 (niedrig)

Kohlenhydratgehalt: 7,3 g

Proteingehalt: 1,24 g

Ballaststoffgehalt: 3,1 g

Vorteile des Lebensmittels

Fenchel ist reich an Ballaststoffen, die zur Regulierung des Blutzuckers und zur Förderung eines gesunden Verdauungssystems beitragen. Enthält wichtige Vitamine wie Vitamin C, das als Antioxidans wirkt und das Immunsystem stärkt. Liefert Kalium, das hilft, einen gesunden Blutdruck zu halten und die Herzgesundheit zu fördern. Phytonährstoffe wie Anethol können Entzündungen reduzieren und das allgemeine Wohlbefinden fördern.

Abschließender Hinweis

Sicher zu essen. Aufgrund seines hohen Ballaststoffgehalts, niedrigen glykämischen Indexes und seiner Nährstoffvorteile ist Fenchel eine gute Wahl für Diabetiker. Genießen Sie ihn in Suppen und Eintöpfen, geröstet oder roh in Salaten.

Fettfreier Joghurt

Glykämischer Index: 33 (niedrig)

Glykämische Last: 2,5 (niedrig)

Kohlenhydratgehalt: 8,08 g

Proteingehalt: 4,23 g

Vorteile des Lebensmittels

Fettfreier Joghurt ist eine hervorragende Proteinquelle, die für Sättigung und gesunde Muskeln sorgt. Reich an Kalzium und Vitamin D, unterstützt er die Bildung starker und gesunder Knochen. Varianten mit Probiotika fördern die Verdauung und die Darmgesundheit. Mit seinem geringen Fettgehalt ist er außerdem eine herzfreundliche Wahl für Menschen, die ihre Herz-Kreislauf-Gesundheit verbessern möchten.

Abschließender Hinweis

Sicher zu essen. Fettfreier Joghurt ist eine gute Option für Diabetiker, wenn er naturbelassen oder ungesüßt verzehrt wird. Vermeiden Sie Sorten mit künstlichen Aromen oder zusätzlichem Zucker. Kombinieren Sie ihn mit Nüssen oder frischen Früchten für einen ausgewogenen Snack.

Frische Cranberries

Glykämischer Index: 45 (niedrig)

Glykämische Last: 5,5 (niedrig)

Kohlenhydratgehalt: 12 g

Proteingehalt: 0,46 g

Ballaststoffgehalt: 3,6 g

Vorteile des Lebensmittels

Reich an Proanthocyanidinen, einem Antioxidans, das die Gesundheit der Harnwege unterstützt und Entzündungen reduziert. Enthält Vitamin C, das die Hautgesundheit verbessert und das Immunsystem stärkt. Der hohe Ballaststoffgehalt und die niedrige glykämische Last unterstützen die Blutzuckerregulation.

Abschließender Hinweis

Sicher zu essen. Frische Cranberries sind eine wertvolle Ergänzung für eine diabetesfreundliche Ernährung. Getrocknete Cranberries und Produkte daraus sollten aufgrund des häufig hohen Zuckergehalts vermieden oder nur in Maßen konsumiert werden. Frische Cranberries können Salaten, Smoothies oder als Garnitur hinzugefügt werden, um einen herben, nahrhaften Geschmack zu erzielen.

Frischer Mais

Glykämischer Index: 35 (niedrig)

Glykämische Last: 1,8 (niedrig)

Kohlenhydratgehalt: 14,7 g

Proteingehalt: 2,79 g

Ballaststoffgehalt: 2,4 g

Vorteile des Lebensmittels

Der hohe Ballaststoffgehalt unterstützt die Verdauung und hilft, den Blutzucker effektiv zu regulieren. Reich an B-Vitaminen, insbesondere B6, die für die Energieproduktion und den Stoffwechsel wichtig sind. Enthält die Antioxidantien Lutein und Zeaxanthin, die die Augengesundheit fördern. Außerdem unterstützt das enthaltene Kalium den Flüssigkeitshaushalt und fördert ein gesundes Herz.

Abschließender Hinweis

In Maßen genießen. Obwohl frischer Mais einen moderaten glykämischen Index hat und nährstoffreich ist, können die Kohlenhydrate den Blutzucker beeinflussen. Kombinieren Sie ihn mit Protein oder gesunden Fetten, um die glykämische Wirkung zu reduzieren. Bevorzugen Sie frischen oder leicht gedämpften Mais anstelle von verarbeiteten Maisprodukten.

Früchtebrot

Glykämischer Index: 47 (niedrig)

Glykämische Last: 24,4 (hoch)

Kohlenhydratgehalt: 47,34 g

Proteingehalt: 6,01 g

Ballaststoffgehalt: 1,2 g

Vorteile des Lebensmittels

Kann eine gute Quelle für Ballaststoffe sein, insbesondere wenn es mit Vollkornmehl zubereitet oder mit Nüssen angereichert wird. Die natürliche Süße von Trockenfrüchten verleiht Geschmack und liefert gleichzeitig wichtige Nährstoffe. Zudem enthalten Früchtebrot kleine Mengen an Kalium und Eisen, was seinen Nährwert steigert.

Abschließender Hinweis

In Maßen genießen. Der Zucker- und Kohlenhydratgehalt von Früchtebrot, insbesondere wenn es raffiniertes Mehl oder zusätzliche Süßstoffe enthält, kann den Blutzucker ansteigen lassen. Wählen Sie Rezepte mit Vollkorn, ohne zusätzlichen Zucker und mit weniger Trockenfrüchten. Kombinieren Sie es mit Protein, wie Käse oder Nussbutter, um den Blutzucker stabil zu halten.

Fruchtjoghurt

Glykämischer Index: 52 (niedrig)

Glykämische Last: 1,5 (niedrig)

Kohlenhydratgehalt: 19 g

Proteingehalt: 4,4 g

Ballaststoffgehalt: 0 g

Vorteile des Lebensmittels

Eine ausgezeichnete Quelle für Probiotika, die die Verdauung fördern und die Darmgesundheit verbessern. Liefert Kalzium und Vitamin D, die für gesunde Knochen unerlässlich sind. Wenn echter Fruchtanteil verwendet wird, können zusätzliche Vitamine und Antioxidantien bereitgestellt werden. Enthält Protein, das die Sättigung unterstützt und die Muskelregeneration fördert.

Abschließender Hinweis

In Maßen genießen. Viele Fruchtjoghurts enthalten viel Zucker, was den Blutzuckerspiegel erhöhen kann. Wählen Sie zuckerarme oder ungesüßte Sorten mit echten Fruchtstücken oder bereiten Sie Ihren eigenen Joghurt zu, indem Sie frisches Obst in Naturjoghurt mischen. Dies reduziert unnötigen Zucker und sorgt für eine bessere Blutzuckerkontrolle.

Fruktose

Glykämischer Index: 20 (niedrig)

Glykämische Last: 20,0 (hoch)

Kohlenhydratgehalt: 76,1 g

Proteingehalt: 0 g

Ballaststoffgehalt: 0,1 g

Vorteile des Lebensmittels

Fruktose hat einen niedrigen glykämischen Index, was bedeutet, dass sie den Blutzucker langsamer und gleichmäßiger ansteigen lässt als Glukose. Sie kommt natürlich in Früchten und Honig vor und bietet Süße ohne signifikante Auswirkungen auf den Blutzucker. Ihre langsamere Aufnahme macht sie zu einer geeigneten Option für Menschen mit Diabetes, sofern sie in Maßen konsumiert wird.

Abschließender Hinweis

In Maßen genießen. Trotz des niedrigen glykämischen Indexes kann übermäßiger Konsum von Fruktose zu Insulinresistenz, erhöhten Triglyceridwerten und anderen Stoffwechselproblemen führen. Verwenden Sie natürliche Quellen wie ganze Früchte anstelle von verarbeiteter Fruktose. Meiden Sie stark verarbeitete Produkte wie Maissirup mit hohem Fruktosegehalt.

Gans

Glykämischer Index: 0 (niedrig)

Glykämische Last: 0,0 (niedrig)

Kohlenhydratgehalt: 6,32 g

Proteingehalt: 16,4 g

Ballaststoffgehalt: 0 g

Vorteile des Lebensmittels

Eine hervorragende Quelle für hochwertiges Protein, das für den Aufbau und die Reparatur von Muskeln unerlässlich ist. Reich an B-Vitaminen, insbesondere B6 und B12, die die Nervenfunktion und die Energieproduktion unterstützen. Liefert wichtige Nährstoffe wie Zink zur Stärkung des Immunsystems und Selen mit antioxidativen Eigenschaften. Herzgesunde Fette wie einfach ungesättigte Fettsäuren fördern die kardiovaskuläre Gesundheit.

Abschließender Hinweis

In Maßen genießen. Gänsefleisch ist nährstoffreich, kann aber auch fettreich sein, besonders mit Haut. Wählen Sie magere Stücke und vermeiden Sie übermäßigen Konsum. Gesunde Zubereitungsmethoden wie Grillen oder Braten ohne zusätzliches Fett sind empfehlenswert.

Gänsefett

Glykämischer Index: 0 (niedrig)

Glykämische Last: 0,0 (niedrig)

Kohlenhydratgehalt: 0 g

Proteingehalt: 0 g

Ballaststoffgehalt: 0 g

Vorteile des Lebensmittels

Reich an einfach ungesättigten Fettsäuren, unterstützt es die Herzgesundheit bei einer ausgewogenen Ernährung. Enthält Linolsäure, eine Fettsäure mit potenziellen entzündungshemmenden Eigenschaften. Eignet sich hervorragend als geschmacksintensive Alternative zu herkömmlichen Kochfetten wie Schmalz oder Butter. Bleibt bei hohen Temperaturen stabil, ideal für Braten oder Frittieren.

Abschließender Hinweis

In Maßen genießen. Gänsefett ist kalorien- und fettreich, bietet jedoch gesunde Fette. Übermäßiger Verzehr kann sich negativ auf den Cholesterinspiegel auswirken. Verwenden Sie es sparsam, um Gerichte geschmacklich aufzuwerten, ohne die Ernährung zu belasten.

Gekochte Hähnchenbrust

Glykämischer Index: 0 (niedrig)

Glykämische Last: 0,0 (niedrig)

Kohlenhydratgehalt: 0,2 g

Proteingehalt: 31,1 g

Ballaststoffgehalt: 0 g

Vorteile des Lebensmittels

Reich an magerem Protein, das für Sättigung, Erhaltung und Muskelreparatur notwendig ist. Eine herzgesunde Proteinwahl, da es besonders ohne Haut fettarm ist. Enthält essenzielle Vitamine wie Niacin und Vitamin B6, die das Nervensystem unterstützen und den Energiestoffwechsel fördern.

Abschließender Hinweis

Sicher zu essen. Gekochte Hähnchenbrust ist eine ausgezeichnete Wahl für Diabetiker, da sie kohlenhydratarm und proteinreich ist. Sie kann problemlos zu ausgewogenen Mahlzeiten hinzugefügt werden, um den Blutzuckerspiegel stabil zu halten.

Gekochte Rinderzunge

Glykämischer Index: 0 (niedrig)

Glykämische Last: 0,0 (niedrig)

Kohlenhydratgehalt: 3,68 g

Proteingehalt: 18,3 g

Ballaststoffgehalt: 0 g

Vorteile des Lebensmittels

Hervorragende Proteinquelle, die zur Erhaltung und Reparatur von Muskeln beiträgt. Reich an Eisen, Zink und Vitamin B12, die für die Energieproduktion, das Immunsystem und die Gesundheit der roten Blutkörperchen unerlässlich sind. Enthält herzgesunde Fette, insbesondere einfach ungesättigte Fette, die bei mäßigem Verzehr die Herzgesundheit fördern können.

Abschließender Hinweis

In Maßen genießen. Gekochte Rinderzunge ist nährstoffreich und kohlenhydratarm und kann das Diabetesmanagement unterstützen. Aufgrund ihres hohen Fettgehalts ist jedoch eine Portionskontrolle entscheidend für eine ausgewogene Ernährung.

Gekochte Wurst

Glykämischer Index: 34 (niedrig)

Glykämische Last: 9,5 (niedrig)

Kohlenhydratgehalt: 3,37 g

Proteingehalt: 13,3 g

Vorteile des Lebensmittels

Reich an Protein, das das Wachstum und die Reparatur von Muskeln fördert. Liefert Eisen, Zink und B-Vitamine, insbesondere B12, die für die Bildung roter Blutkörperchen und die Energieproduktion wichtig sind. Aufgrund ihres Fett- und Proteingehalts fördert sie das Sättigungsgefühl.

Abschließender Hinweis

In Maßen genießen. Der hohe Gehalt an gesättigten Fetten, Salz und Konservierungsstoffen in gekochten Würsten kann bei übermäßigem Konsum das Risiko für Herzkrankheiten erhöhen und die allgemeine Gesundheit beeinträchtigen. Verwenden Sie fett- und natriumärmere Varianten oder Alternativen wie Puten- oder Hähnchenwurst, um sie diabetesfreundlicher zu machen.

Gekochtes Kalbfleisch

Glykämischer Index: 0 (niedrig)

Glykämische Last: 0,0 (niedrig)

Kohlenhydratgehalt: 0 g

Proteingehalt: 14 g

Ballaststoffgehalt: 0 g

Vorteile des Lebensmittels

Reich an Protein, das das Sättigungsgefühl steigert sowie die Muskelpflege und -reparatur unterstützt. Enthält Niacin und B12, essenzielle Vitamine für die Gehirnfunktion und den Energiestoffwechsel. Liefert Eisen, Phosphor und Zink, die zur Knochengesundheit, Bildung roter Blutkörperchen und Immunfunktion beitragen. Je nach Schnitt hat es weniger Fett als andere rote Fleischsorten.

Abschließender Hinweis

In Maßen genießen. Gekochtes Kalbfleisch ist eine magere, nährstoffreiche Proteinquelle, die das Diabetesmanagement unterstützen kann. Für eine ausgewogene Ernährung sollten magere Schnitte und moderate Portionen gewählt werden.

Gekochtes mageres Rindfleisch

Glykämischer Index: 0 (niedrig)

Glykämische Last: 0,0 (niedrig)

Kohlenhydratgehalt: 0 g

Proteingehalt: 17,3 g

Ballaststoffgehalt: 0 g

Vorteile des Lebensmittels

Reich an Protein, das hilft, gesunde Muskeln zu erhalten und ein langanhaltendes Sättigungsgefühl zu fördern. Eine ausgezeichnete Quelle für Eisen, das für die Bildung roter Blutkörperchen und den Sauerstofftransport im Körper notwendig ist. Enthält viele B-Vitamine, insbesondere B12, die das Gehirn und die Energieproduktion unterstützen. Zink fördert die Wundheilung und stärkt die Immunfunktion.

Abschließender Hinweis

Sicher zu essen. In moderaten Mengen ist gekochtes mageres Rindfleisch eine nährstoffreiche, diabetesfreundliche Proteinquelle. Wählen Sie magere Stücke, um den Gehalt an gesättigten Fetten zu reduzieren und eine herzgesunde Ernährung zu gewährleisten.

Gelbe Stachelbeere

Glykämischer Index: 15 (niedrig)

Glykämische Last: 1,8 (niedrig)

Kohlenhydratgehalt: 10,2 g

Proteingehalt: 0,88 g

Ballaststoffgehalt: 4,3 g

Vorteile des Lebensmittels

Gelbe Stachelbeeren sind eine hervorragende Quelle für Antioxidantien, insbesondere Vitamin C, das die Hautreparatur unterstützt und das Immunsystem stärkt. Sie enthalten auch Phytonährstoffe, die Entzündungen reduzieren können. Hydratisierend und kalorienarm, sind sie ein erfrischender und nahrhafter Snack.

Abschließender Hinweis

Sicher zu essen. Frisch und in Maßen verzehrt sind gelbe Stachelbeeren eine ausgezeichnete Obstwahl für Menschen mit Typ-2-Diabetes.

Gerstengraupen

Glykämischer Index: 25 (niedrig)

Glykämische Last: 15,8 (mittel)

Kohlenhydratgehalt: 77,4 g

Proteingehalt: 8,72 g

Ballaststoffgehalt: 12,8 g

Vorteile des Lebensmittels

Reich an löslichen Ballaststoffen, insbesondere Beta-Glucan, das den Blutzucker ausgleicht und den Cholesterinspiegel senken kann. Eine ausgezeichnete Quelle für essentielle Nährstoffe wie Phosphor, Magnesium und Selen, die das Immunsystem und die Knochengesundheit unterstützen. Dank ihres minimalen glykämischen Einflusses tragen sie zur Blutzuckerregulation bei und sorgen für konstante Energie.

Abschließender Hinweis

Sicher zu essen. Gerstengraupen sind ein nährstoffreiches Vollkorn mit niedrigem GI und daher eine hervorragende Option für Diabetiker. Sie können als gesunder Getreideersatz in Salaten, Suppen und Hauptgerichten verwendet werden.

Gerstenmehl

Glykämischer Index: 30 (niedrig)

Glykämische Last: 16,8 (mittel)

Kohlenhydratgehalt: 77,4 g

Proteingehalt: 8,72 g

Ballaststoffgehalt: 12,8 g

Vorteile des Lebensmittels

Reich an löslichen Ballaststoffen, insbesondere Beta-Glucan, das die Herzgesundheit unterstützt und hilft, den Blutzuckerspiegel zu regulieren. Enthält wichtige Mineralstoffe wie Magnesium, Phosphor und Selen, die die Immunfunktion, Energieproduktion und Knochengesundheit fördern. Hat einen niedrigeren GI als andere Mehle, was es zu einer geeigneten Alternative für Backwaren macht und Blutzuckerspitzen minimiert.

Abschließender Hinweis

In Maßen genießen. Aufgrund seines niedrigen GI und hohen Ballaststoffgehalts ist Gerstenmehl eine diabetesfreundliche Wahl, jedoch sollte die Portionsgröße wegen des Kohlenhydratgehalts überwacht werden.

Geschälte Hanfsamen

Glykämischer Index: 4 (niedrig)

Glykämische Last: 0,3 (niedrig)

Kohlenhydratgehalt: 8,67 g

Proteingehalt: 31,6 g

Ballaststoffgehalt: 4 g

Vorteile des Lebensmittels

Hanfsamen sind eine außergewöhnliche Quelle für hochwertiges pflanzliches Protein und liefern alle essenziellen Aminosäuren, die für die allgemeine Gesundheit benötigt werden. Sie sind reich an gesunden Fetten, einschließlich Omega-3- und Omega-6-Fettsäuren, die die Herz- und Gehirngesundheit unterstützen. Sie enthalten wichtige Mineralstoffe wie Eisen, Zink und Magnesium, die starke Knochen, ein robustes Immunsystem und anhaltende Energie fördern. Ihr einzigartiges Fettsäureprofil verleiht ihnen auch entzündungshemmende Eigenschaften, die ihre gesundheitlichen Vorteile weiter steigern.

Abschließender Hinweis

Sicher zu essen. Geschälte Hanfsamen sind besonders vorteilhaft für Diabetiker. Sie können in Joghurt, Salate oder Smoothies gemischt werden, um zusätzliche Nährstoffe zu liefern.

Getrocknete Äpfel

Glykämischer Index: 35 (niedrig)

Glykämische Last: 20,6 (hoch)

Kohlenhydratgehalt: 65,89 g

Proteingehalt: 0,93 g

Ballaststoffgehalt: 8,7 g

Vorteile des Lebensmittels

Reich an Ballaststoffen, die die Verdauung unterstützen und das Sättigungsgefühl fördern. Enthalten Spuren von Kalium und Vitamin C, die die Herz- und Immungesundheit fördern. Liefert natürliche Kohlenhydrate für schnelle Energie, was beim Sport von Vorteil sein kann.

Abschließender Hinweis

In Maßen genießen. Getrocknete Äpfel sind in moderaten Mengen und ohne Zuckerzusatz ein diabetesfreundlicher Snack. Aufgrund ihres höheren Zuckergehalts durch Dehydration sollten sie mit Fett oder Protein kombiniert werden, um den Blutzuckerspiegel zu regulieren. Wählen Sie Sorten ohne zusätzlichen Zucker.

Getrocknete Aprikosen

Glykämischer Index: 35 (niedrig)

Glykämische Last: 21,2 (hoch)

Kohlenhydratgehalt: 62,6 g

Proteingehalt: 3,39 g

Ballaststoffgehalt: 7,3 g

Vorteile des Lebensmittels

Reich an Kalium, das die Muskel- und Herzgesundheit unterstützt. Hoher Ballaststoffgehalt, der die Verdauung fördert und Verstopfung vorbeugt. Enthält Beta-Carotin und andere Antioxidantien, die die Gesundheit von Haut und Augen unterstützen. Liefert Eisen, das Anämie vorbeugt.

Abschließender Hinweis

In Maßen genießen. Aufgrund ihrer konzentrierten natürlichen Zucker sind getrocknete Aprikosen für Diabetiker geeignet, wenn sie in Maßen und ohne Zuckerzusatz konsumiert werden. Kombinieren Sie sie mit Samen oder Nüssen, um die glykämische Wirkung zu verringern. Vermeiden Sie Varianten mit Sirupen oder zusätzlichen Süßstoffen.

Getrocknete Datteln

Glykämischer Index: 40 (niedrig)

Glykämische Last: 27,7 (hoch)

Kohlenhydratgehalt: 75 g

Proteingehalt: 2,45 g

Ballaststoffgehalt: 8 g

Vorteile des Lebensmittels

Reich an natürlichen Zuckern, liefern sie schnelle Energie. Enthalten Ballaststoffe, die die Darmgesundheit fördern und die Verdauung unterstützen. Liefert Spurenelemente wie Kalium, Magnesium und Eisen, die die Gesundheit von Herz, Muskeln und Blut unterstützen. Reich an Antioxidantien, die durch Entzündungshemmung zur allgemeinen Gesundheit beitragen.

Abschließender Hinweis

In Maßen genießen. Getrocknete Datteln sind nährstoffreich, aber auch reich an natürlichen Zuckern und Kohlenhydraten. Um Blutzuckerspitzen zu vermeiden, sollten sie moderat konsumiert werden. In Kombination mit Nüssen können sie die Glukoseaufnahme verlangsamen. Wählen Sie Sorten ohne Zusatzstoffe oder Zucker.

Getrocknete Pfirsiche

Glykämischer Index: 35 (niedrig)

Glykämische Last: 20,2 (hoch)

Kohlenhydratgehalt: 61,3 g

Proteingehalt: 3,61 g

Ballaststoffgehalt: 8,2 g

Vorteile des Lebensmittels

Getrocknete Pfirsiche bieten eine konzentrierte Menge an Vitaminen, insbesondere Vitamin A, das gesunde Haut und Augen unterstützt. Enthalten Ballaststoffe, die die Verdauung fördern und das Sättigungsgefühl erhöhen. Aufgrund ihres natürlichen Zuckergehalts liefern sie schnelle Energie, was sie zu einem geeigneten Snack macht.

Abschließender Hinweis

In Maßen genießen. Durch die Dehydration enthalten getrocknete Pfirsiche mehr Zucker und Kohlenhydrate als frische Pfirsiche. Begrenzen Sie die Portionsgrößen, um Blutzuckerspitzen zu vermeiden, und wählen Sie ungesüßte Sorten ohne zusätzlichen Zucker.

Gewürze (Zimt)

Glykämischer Index: 5 (niedrig)

Glykämische Last: 4,0 (niedrig)

Kohlenhydratgehalt: 80 g

Proteingehalt: 3,99 g

Ballaststoffgehalt: 53,1 g

Vorteile des Lebensmittels

Zimt kann die Insulinsensitivität verbessern und zur Regulierung des Blutzuckers beitragen. Es ist reich an Antioxidantien wie Polyphenolen, die oxidativen Stress bekämpfen und die allgemeine Gesundheit fördern. Dank seiner entzündungshemmenden Eigenschaften kann Zimt Entzündungen reduzieren und das Wohlbefinden steigern. Seine natürliche Süße macht ihn zu einer gesunden Alternative zu Zucker bei der Geschmacksgebung.

Abschließender Hinweis

Sicher zu essen. Zimt ist ein diabetikerfreundliches Gewürz, das den Geschmack verbessern und gesundheitliche Vorteile bieten kann. Verwenden Sie es sparsam, um übermäßigen Konsum und mögliche negative Auswirkungen zu vermeiden.

Gewürzgurke

Glykämischer Index: 15 (niedrig)

Glykämische Last: 0,7 (niedrig)

Kohlenhydratgehalt: 1,99 g

Proteingehalt: 0,48 g

Ballaststoffgehalt: 1 g

Vorteile des Lebensmittels

Gewürzgurken sind kalorienarm und daher eine hervorragende Ergänzung zu Mahlzeiten oder als leichter Snack, der nicht wesentlich zur täglichen Kalorienaufnahme beiträgt. Durch den Fermentationsprozess sind sie reich an Probiotika, die die Darmgesundheit fördern, indem sie nützliche Bakterien unterstützen. Antioxidantien wie Beta-Carotin und Vitamin C stärken die Immunität und unterstützen das allgemeine Wohlbefinden. Ihr hoher Wassergehalt trägt zudem zur Hydration bei und macht sie zu einer erfrischenden und nahrhaften Wahl.

Abschließender Hinweis

In Maßen essen. Obwohl Gewürzgurken wenig Kohlenhydrate enthalten, sollten Personen mit Bluthochdruck ihren hohen Natriumgehalt beachten. Wählen Sie natriumarme Varianten, wenn Sie eine salzarme Diät einhalten.

Gojibeeren

Glykämischer Index: 25 (niedrig)

Glykämische Last: 13,3 (moderat)

Kohlenhydratgehalt: 77,1 g

Proteingehalt: 14,3 g

Ballaststoffgehalt: 13 g

Vorteile des Lebensmittels

Reich an Zeaxanthin und anderen starken Antioxidantien, schützt die Augengesundheit und reduziert oxidativen Stress. Liefert essenzielle Aminosäuren als pflanzliche Proteinquelle. Vitamine A und C stärken das Immunsystem. Hoher Ballaststoffgehalt unterstützt eine gesunde Verdauung und trägt zu einer ausgewogenen Ernährung bei.

Abschließender Hinweis

In Maßen genießen. Gojibeeren haben einen niedrigen glykämischen Index und sind nährstoffreich, aber ihr hoher Kohlenhydratgehalt kann den Blutzucker beeinflussen. Begrenzen Sie die Aufnahme auf kleine Mengen. Verwenden Sie sie als gesunde Ergänzung in Smoothies, Joghurt oder Salaten.

Granatapfel (Pomegranate)

Glykämischer Index: 35 (niedrig)

Glykämische Last: 6,7 (niedrig)

Kohlenhydratgehalt: 18,7 g

Proteingehalt: 1,67 g

Ballaststoffgehalt: 4 g

Vorteile des Lebensmittels

Granatäpfel sind reich an Antioxidantien wie Anthocyanen und Punicalaginen, die oxidativen Stress und Entzündungen reduzieren können. Sie können die Herzgesundheit unterstützen, indem sie helfen, einen normalen Blutdruck aufrechtzuerhalten und den Cholesterinspiegel zu senken. Angereichert mit Vitamin C und anderen essenziellen Nährstoffen stärken Granatäpfel das Immunsystem. Einige Studien deuten darauf hin, dass sie die Insulinsensitivität verbessern könnten, was bei der Prävention von Diabetes hilfreich sein kann.

Abschließender Hinweis

In Maßen essen. Wegen des natürlichen Zuckergehalts ist Portionierung wichtig, auch wenn die Ballaststoffe dazu beitragen, Blutzuckeranstiege zu verringern.

Grapefruit

Glykämischer Index: 22 (niedrig)

Glykämische Last: 2,4 (niedrig)

Kohlenhydratgehalt: 9,2 g

Proteingehalt: 0,5 g

Ballaststoffgehalt: Nicht angegeben

Vorteile des Lebensmittels

Grapefruit ist eine ausgezeichnete Quelle für Vitamin C, das gesunde Haut fördert und das Immunsystem stärkt. Sie enthält starke Antioxidantien wie Flavonoide und Lycopin, die Entzündungen reduzieren und vor chronischen Krankheiten schützen können. Der hohe Wassergehalt unterstützt die Hydratation, was erfrischend und vorteilhaft für die allgemeine Gesundheit ist. Ihre Kombination aus hohem Ballaststoff- und niedrigem Kaloriengehalt macht sie ideal für eine effektive Gewichtskontrolle.

Abschließender Hinweis

In Maßen genießen, es ist sicher. Grapefruit ist aufgrund ihres niedrigen glykämischen Index eine großartige Option für Diabetiker. Konsultieren Sie jedoch Ihren Arzt, wenn Sie Medikamente einnehmen, da Wechselwirkungen möglich sind. Für optimale gesundheitliche Vorteile frisch verzehren.

Grapefruit aus der Dose

Glykämischer Index: 47 (niedrig)

Glykämische Last: 4,3 (niedrig)

Kohlenhydratgehalt: 7,59 g

Proteingehalt: 0,55 g

Ballaststoffgehalt: 0,2 g

Vorteile des Lebensmittels

Grapefruit aus der Dose ist reich an Vitamin C, einem Antioxidans und immunstärkenden Vitamin. Enthält Kalium, das die Herzgesundheit fördert und zur Regulierung des Blutdrucks beiträgt. Durch den hohen Wassergehalt spendet sie Feuchtigkeit und wirkt erfrischend.

Abschließender Hinweis

In Maßen genießen. Grapefruit aus der Dose ohne Zuckerzusatz ist gut für das Diabetesmanagement. Vermeiden Sie jedoch Varianten mit zugesetztem Zucker oder Sirup, da diese die glykämische Last und den Zuckergehalt erheblich erhöhen. Achten Sie auf Portionsgrößen und wählen Sie immer ungesüßte Optionen.

Grüne Bohnen

Glykämischer Index: 30 (niedrig)

Glykämische Last: 2,1 (niedrig)

Kohlenhydratgehalt: 7,41 g

Proteingehalt: 1,97 g

Ballaststoffgehalt: 3 g

Vorteile des Lebensmittels

Grüne Bohnen sind reich an den Vitaminen A, C und K, die die Knochengesundheit fördern, die Haut vitalisieren und das Immunsystem stärken. Sie enthalten Flavonoide und andere Antioxidantien, die Entzündungen reduzieren können. Der hohe Ballaststoffgehalt hilft, den Blutzucker zu regulieren und die Verdauung zu unterstützen. Mit wenig Kalorien und Kohlenhydraten ist dieses Gemüse ideal für das Gewichtsmanagement.

Abschließender Hinweis

Sicher zu essen. Grüne Bohnen sind aufgrund ihres hohen Nährstoffgehalts und niedrigen glykämischen Index eine hervorragende Wahl für Diabetiker. Sie können sautiert, gedämpft oder in Aufläufe und Salate integriert werden.

Grüne Chili (frisch)

Glykämischer Index: 15 (niedrig)

Glykämische Last: 1,2 (niedrig)

Kohlenhydratgehalt: 4,26 g

Proteingehalt: 0,9 g

Ballaststoffgehalt: 0,68 g

Vorteile des Lebensmittels

Grüne Chilis enthalten Capsaicin, das die metabolische Gesundheit fördern, die Fettverbrennung anregen und Entzündungen reduzieren kann. Reich an Vitamin C und A, die die Augengesundheit und die Immunfunktion verbessern. Enthalten Antioxidantien, die vor Alterung und Zellschäden schützen. Durch ihren niedrigen Kalorien- und Kohlenhydratgehalt sind sie ideal zur Blutzucker- und Gewichtskontrolle. Sie verbessern den Geschmack von Speisen und reduzieren die Notwendigkeit für zusätzlichen Zucker oder Salz.

Abschließender Hinweis

Sicher zu essen. Aufgrund ihres geringen glykämischen Effekts und ihrer Nährstoffvorteile sind grüne Chilis eine hervorragende Ergänzung für eine diabetesfreundliche Ernährung. Bei empfindlichem Magen oder Verdauungsproblemen sparsam verwenden.

Grüne Erbsen

Glykämischer Index: 15 (niedrig)

Glykämische Last: 1,5 (niedrig)

Kohlenhydratgehalt: 14,45 g

Proteingehalt: 5,42 g

Ballaststoffgehalt: 5,7 g

Vorteile des Lebensmittels

Grüne Erbsen sind eine ausgezeichnete pflanzliche Proteinquelle und daher ideal für Vegetarier. Sie sind reich an essenziellen Vitaminen wie A, C und K sowie an Mineralstoffen wie Mangan und Folat, die die Knochengesundheit, Augenfunktion und das Immunsystem unterstützen. Außerdem enthalten sie entzündungshemmende und antioxidative Verbindungen, die das Risiko chronischer Erkrankungen verringern können. Der hohe Ballaststoffgehalt hilft, den Blutzucker zu kontrollieren und eine gesunde Verdauung zu fördern.

Abschließender Hinweis

Sicher zu essen. Dank ihres hohen Ballaststoffgehalts und niedrigen glykämischen Index sind grüne Erbsen eine gesunde Option für Diabetiker. Sie können Salaten, Eintöpfen und Suppen für zusätzlichen Geschmack und Nährstoffe hinzugefügt werden.

Gurke

Glykämischer Index: 15 (niedrig)

Glykämische Last: 0,4 (niedrig)

Kohlenhydratgehalt: 2,95 g

Proteingehalt: 0,62 g

Vorteile des Lebensmittels

Sehr hydratisierend durch einen Wassergehalt von rund 95 %, was zur Hautgesundheit und zum allgemeinen Wohlbefinden beiträgt. Aufgrund des niedrigen Kalorien- und Kohlenhydratgehalts ideal für die Blutzuckerkontrolle und das Gewichtsmanagement. Enthält Beta-Carotin und andere Antioxidantien, die oxidativen Stress und Entzündungen reduzieren. Liefert zudem geringe Mengen an essenziellen Mineralstoffen und Vitaminen wie Kalium, Magnesium und Vitamin K.

Abschließender Hinweis

Sicher zu essen. Gurken sind eine wertvolle Ergänzung für eine diabetesfreundliche Ernährung. Sie können zu Smoothies hinzugefügt, roh in Salaten gegessen oder als Snacks verwendet werden, um zusätzliche Feuchtigkeit und Nährstoffe zu bieten, ohne den Blutzuckerspiegel zu erhöhen.

Haferkekse

Glykämischer Index: 55 (niedrig)

Glykämische Last: 39,5 (hoch)

Kohlenhydratgehalt: 69,6 g

Proteingehalt: 5,79 g

Ballaststoffgehalt: 3,3 g

Vorteile des Lebensmittels

Haferkekse enthalten Beta-Glucan, einen nützlichen Ballaststoff aus Hafer, der die Herzgesundheit unterstützt. Als Ballaststoffquelle fördern sie die Verdauung und die Darmgesundheit. Mit zusätzlichen Zutaten wie Trockenfrüchten, Nüssen oder Samen bieten sie weitere Nährstoffe und machen sie zu einer vielseitigen und nährstoffreichen Wahl.

Abschließender Hinweis

In Maßen essen. Kommerzielle Haferkekse enthalten oft zusätzliche Fette und Zucker, die den glykämischen Index und den Kaloriengehalt erhöhen. Wählen Sie zuckerarme oder selbstgemachte Alternativen für eine gesündere Option.

Hafermehl

Glykämischer Index: 25 (niedrig)

Glykämische Last: 3,0 (niedrig)

Kohlenhydratgehalt: 69,9 g

Proteingehalt: 13,2 g

Vorteile des Lebensmittels

Hafermehl ist reich an Beta-Glucan, einer löslichen Ballaststoffart, die nachweislich den Cholesterinspiegel senkt und die Herzgesundheit verbessert. Seine komplexen Kohlenhydrate liefern anhaltende Energie und machen es zu einer ausgezeichneten Wahl für langfristige Energieversorgung. Reich an Mineralstoffen wie Magnesium, Phosphor und Mangan trägt Hafermehl zur allgemeinen Gesundheit bei. Es kann auch die Darmgesundheit fördern, indem es das Wachstum nützlicher Bakterien im Verdauungssystem unterstützt.

Abschließender Hinweis

In Maßen essen. Hafermehl ist sicher zu konsumieren und ideal zum Backen oder als Ersatz für raffiniertes Mehl, insbesondere für Personen, die ihren Blutzuckerspiegel kontrollieren möchten.

Hähnchen (frittiert)

Glykämischer Index: 0 (niedrig)

Glykämische Last: 0,0 (niedrig)

Kohlenhydratgehalt: 4,35 g

Proteingehalt: 32,5 g

Ballaststoffgehalt: 0 g

Vorteile des Lebensmittels

Reich an Protein, das das Sättigungsgefühl fördert und die Muskelregeneration unterstützt. Liefert Mineralstoffe wie Selen und B-Vitamine, die für Immun- und Stoffwechselprozesse wichtig sind. Die frittierte Panade verbessert Textur und Geschmack.

Abschließender Hinweis

In Maßen genießen. Obwohl frittiertes Hähnchen reich an Protein ist, fügt der Frittierprozess viele Kalorien und ungesunde Fette, einschließlich Transfetten, hinzu, die das Risiko für Herzkrankheiten erhöhen können. Außerdem kann die Panade den Blutzuckerspiegel beeinflussen. Für eine gesündere Alternative wählen Sie luftgebratene oder im Ofen gebackene Varianten.

Haselnüsse

Glykämischer Index: 15 (niedrig)

Glykämische Last: 2,5 (niedrig)

Kohlenhydratgehalt: 26,5 g

Proteingehalt: 13,5 g

Ballaststoffgehalt: 8,4 g

Vorteile des Lebensmittels

Haselnüsse sind reich an herzgesunden einfach ungesättigten Fetten, die die Herzgesundheit fördern und den Cholesterinspiegel senken können. Sie liefern wichtige Nährstoffe wie Mangan, Magnesium und Vitamin E, die starke Knochen fördern und vor oxidativem Stress schützen. Der Ballaststoffgehalt unterstützt die Verdauung und hilft, den Blutzuckerspiegel stabil zu halten. Außerdem können phenolische Verbindungen und Antioxidantien Entzündungen reduzieren und die allgemeine Gesundheit fördern.

Abschließender Hinweis

In Maßen genießen, es ist sicher. Der niedrige glykämische Index und die nährstoffreiche Zusammensetzung machen Haselnüsse zu einem ausgezeichneten Snack für Diabetiker. Für maximale Gesundheitsvorteile ungesalzene oder ungesüßte Varianten wählen.

Hefe

Glykämischer Index: 35 (niedrig)

Glykämische Last: 6,3 (niedrig)

Kohlenhydratgehalt: 41,22 g

Proteingehalt: 40,44 g

Ballaststoffgehalt: 26,9 g

Vorteile des Lebensmittels

Nährhefe ist reich an Antioxidantien wie Glutathion und enthält viele B-Vitamine, darunter B12 in angereicherten Varianten, die den Energiestoffwechsel und die allgemeine Gesundheit unterstützen. Bierhefe hingegen ist eine hervorragende Quelle für Chrom, das die Insulinsensitivität verbessern kann. Beide Hefetypen fördern die Immunfunktion und tragen zu einer besseren Energieversorgung bei.

Abschließender Hinweis

Sicher zu essen. Als Teil einer ausgewogenen Ernährung sollten Formen wie Bierhefe oder Nährhefe sparsam verwendet werden. Backhefe sollte nicht übermäßig in Backwaren mit vielen raffinierten Kohlenhydraten verwendet werden.

Himbeeren (roh)

Glykämischer Index: 25 (niedrig)

Glykämische Last: 3,0 (niedrig)

Kohlenhydratgehalt: 12,9 g

Proteingehalt: 1,01 g

Ballaststoffgehalt: 0 g

Vorteile des Lebensmittels

Himbeeren sind reich an Antioxidantien wie Vitamin C, Quercetin und Ellagsäure, die oxidativen Stress bekämpfen und die Zellgesundheit fördern. Ihr hoher Ballaststoffgehalt unterstützt die Verdauung und trägt zur Stabilisierung des Blutzuckerspiegels bei. Mit ihrem niedrigen Kaloriengehalt sind sie eine ausgezeichnete Wahl für Snacks und Gewichtsmanagement. Dank ihrer entzündungshemmenden Eigenschaften können sie die Herzgesundheit fördern und Entzündungen reduzieren. Für optimale gesundheitliche Vorteile sollten sie frisch, gefroren oder als ungesüßte Garnitur verzehrt werden. Verarbeitete Versionen mit Zuckerzusatz sollten vermieden werden.

Abschließender Hinweis

In Maßen essen. Aufgrund ihrer vielen gesundheitlichen Vorteile und ihres niedrigen glykämischen Einflusses eignen sich Himbeeren für Diabetiker und können in Maßen genossen werden.

Huhn

Glykämischer Index: 0 (niedrig)

Glykämische Last: 0,0 (niedrig)

Kohlenhydratgehalt: 0 g

Proteingehalt: 17,9 g

Vorteile des Lebensmittels

Reich an magerem Protein, das das Sättigungsgefühl fördert und den Muskelaufbau sowie die Reparatur unterstützt. Fettarm, besonders ohne Haut, und daher eine gute Option zur Gewichtskontrolle. Liefert B-Vitamine wie Niacin und B6, die wichtig für die Gehirnfunktion und die Energieproduktion sind. Enthält Phosphor und Selen, die gesunde Knochen und ein starkes Immunsystem fördern. Vielseitig in der Zubereitung und leicht in ausgewogene Mahlzeiten integrierbar.

Abschließender Hinweis

Sicher zu essen. Huhn ist eine geeignete Proteinquelle für Menschen mit Diabetes. Um zusätzliche Fette zu vermeiden, wählen Sie Hautlose Varianten und Zubereitungsarten wie Grillen, Backen oder Kochen. Servieren Sie es mit nicht stärkehaltigem Gemüse für eine kohlenhydratarme, ausgewogene Mahlzeit.

Hummus

Glykämischer Index: 25 (niedrig)

Glykämische Last: 3,5 (niedrig)

Kohlenhydratgehalt: 14,63 g

Proteingehalt: 7,22 g

Ballaststoffgehalt: 5,3 g

Vorteile des Lebensmittels

Hummus kombiniert nahrhafte Zutaten wie Kichererbsen, Tahini, Zitronensaft und Olivenöl und bietet eine nährstoffreiche Option. Er ist reich an Ballaststoffen, die den Blutzuckerspiegel regulieren und ein Sättigungsgefühl fördern. Die gesunden Fette aus Olivenöl und Tahini unterstützen die Herzgesundheit. Zudem liefert Hummus wichtige Mineralstoffe wie Eisen, Magnesium und Phosphor sowie pflanzliches Protein, was ihn sowohl nahrhaft als auch sättigend macht.

Abschließender Hinweis

Sicher zu essen. Dank seiner Nährstoffdichte und seines geringen glykämischen Effekts ist Hummus eine hervorragende Wahl für Diabetiker. Für einen ausgewogenen Snack kann er mit rohem Gemüse kombiniert werden. Achten Sie darauf, Sorten ohne Zuckerzusatz oder Konservierungsstoffe zu wählen.

Hüttenkäse

Glykämischer Index: 30 (niedrig)

Glykämische Last: 0,8 (niedrig)

Kohlenhydratgehalt: 4,31 g

Proteingehalt: 11 g

Vorteile des Lebensmittels

Reich an Protein, das das Muskelwachstum fördert und das Sättigungsgefühl aufrechterhält. Aufgrund seines niedrigen Kohlenhydratgehalts ist er eine gute Wahl zur Blutzuckerkontrolle. Enthält viel Phosphor und Kalzium, die für gesunde Knochen wichtig sind. Bei der Herstellung mit lebenden Kulturen enthält er Probiotika, die die Darmgesundheit unterstützen.

Abschließender Hinweis

Sicher zu essen. Der hohe Proteingehalt und der geringe glykämische Effekt von Hüttenkäse machen ihn zu einem diabetesfreundlichen Snack. Wählen Sie fettarme oder fettfreie Varianten, um den Gehalt an gesättigten Fetten zu reduzieren, und vermeiden Sie Produkte mit künstlichen Aromen oder zugesetztem Zucker. Kombinieren Sie ihn mit Obst oder Gemüse, um zusätzliche Nährstoffe und Ballaststoffe zu erhalten.

Ingwer

Glykämischer Index: 15 (niedrig)

Glykämische Last: 0,6 (niedrig)

Kohlenhydratgehalt: 17,8 g

Proteingehalt: 1,82 g

Ballaststoffgehalt: 2 g

Vorteile des Lebensmittels

Ingwer ist bekannt für seine entzündungshemmenden Eigenschaften, lindert Übelkeit und fördert die Verdauung. Kann die Insulinempfindlichkeit verbessern und stabile Blutzuckerwerte unterstützen. Mit seinen antioxidativen Eigenschaften stärkt er das Immunsystem und fördert die allgemeine Gesundheit. Kann bei Beschwerden wie Arthritis Schmerzen lindern.

Abschließender Hinweis

Sicher zu essen. Aufgrund seines niedrigen glykämischen Indexes unterstützt Ingwer besonders die Blutzuckerregulation und Verdauung bei Diabetikern. Kann als Tee, getrocknet oder frisch konsumiert werden.

Joghurt

Glykämischer Index: 32 (niedrig)

Glykämische Last: 1,3 (niedrig)

Kohlenhydratgehalt: 8,08 g

Proteingehalt: 4,23 g

Ballaststoffgehalt: 0 g

Vorteile des Lebensmittels

Joghurt ist reich an Probiotika, die die Darmgesundheit unterstützen und die Verdauung fördern. Es ist außerdem eine großartige Quelle für B-Vitamine, Kalzium und Phosphor, die für die Knochengesundheit und die Energieproduktion unerlässlich sind. Wenn er ohne zugesetzten Zucker konsumiert wird, kann Joghurt helfen, den Blutzuckerspiegel stabil zu halten, was ihn zu einer ausgewogenen und gesunden Nahrungswahl macht.

Abschließender Hinweis

Sicher zu essen. Ungesüßter und naturbelassener Joghurt ist ideal. Da zugesetzter Zucker den glykämischen Effekt erhöhen kann, sollten gesüßte oder aromatisierte Joghurts in Maßen konsumiert werden.

Johannisbeeren (roh)

Glykämischer Index: 25 (niedrig)

Glykämische Last: 1,9 (niedrig)

Kohlenhydratgehalt: 13,8 g

Proteingehalt: 1,4 g

Ballaststoffgehalt: 4,3 g

Vorteile des Lebensmittels

Johannisbeeren sind reich an Antioxidantien wie Flavonoiden, Anthocyanen und Vitamin C, die den Körper vor oxidativem Stress schützen. Der hohe Ballaststoffgehalt fördert die Darmgesundheit und verbessert die Verdauung, während das Vitamin C das Immunsystem stärkt. Mit ihrem niedrigen Kaloriengehalt sind sie eine hervorragende Wahl für das Gewichtsmanagement und ein gesunder Snack. Für optimale gesundheitliche Vorteile sollten sie frisch oder in Rezepten ohne Zuckerzusatz konsumiert werden. Verarbeitete Versionen wie Marmeladen und Sirupe mit Zuckerzusatz sollten vermieden werden.

Abschließender Hinweis

Sicher zu essen. Rote Johannisbeeren sind Beeren mit niedrigem GI und hohem Nährstoffgehalt, die dazu beitragen, den Blutzuckerspiegel stabil zu halten.

Johannisbrot (Johannisbrotpulver)

Glykämischer Index: 15 (niedrig)

Glykämische Last: 11,7 (moderat)

Kohlenhydratgehalt: 93,3 g

Proteingehalt: 1,8 g

Ballaststoffgehalt: 8 g

Vorteile des Lebensmittels

Eine gesündere Alternative zu Kakaopulver, da es von Natur aus süß und fettarm ist. Reich an Ballaststoffen, die ein gesundes Verdauungssystem unterstützen und zur Regulierung des Blutzuckers beitragen. Enthält Polyphenole und Antioxidantien, die Schutz vor Entzündungen und oxidativen Schäden bieten können. Liefert Spuren von Kalzium und Eisen, die die Knochengesundheit und Energieproduktion fördern.

Abschließender Hinweis

Sicher zu essen. Johannisbrotpulver ist eine hervorragende Low-GI-Alternative zu Schokolade für Diabetiker. Es kann als natürlicher Süßstoff oder in Smoothies und Backwaren verwendet werden. Aufgrund des hohen Kohlenhydratgehalts ist jedoch eine Portionskontrolle entscheidend.

Kaffeebohnen

Glykämischer Index: 50 (niedrig)

Glykämische Last: 0,1 (niedrig)

Kohlenhydratgehalt: 60 g

Proteingehalt: 7,5 g

Ballaststoffgehalt: 7,5 g

Vorteile des Lebensmittels

Reich an Antioxidantien wie Chlorogensäure, die entzündungshemmend wirken und die Blutzuckerregulation unterstützen können. Enthält Koffein, das bei mäßigem Konsum Energie, Konzentration und den Stoffwechsel fördern kann. Die antioxidativen Eigenschaften können das Risiko für chronische Krankheiten, einschließlich Typ-2-Diabetes, senken. Schwarz genossen oder ohne Zuckerzusätze ist Kaffee kalorienarm und frei von Zucker, was ihn zu einer idealen Wahl für Diabetiker macht.

Abschließender Hinweis

Sicher zu essen. Schwarzer Kaffee und Kaffeebohnen sind aufgrund ihrer gesundheitlichen Vorteile und ihres geringen glykämischen Effekts eine großartige Ergänzung zu einer diabetesfreundlichen Ernährung. Um die Vorteile optimal zu nutzen, vermeiden Sie zuckerhaltige oder kalorienreiche Kaffeevarianten.

Kakaopulver (zuckerfrei)

Glykämischer Index: 20 (niedrig)

Glykämische Last: 4,4 (niedrig)

Kohlenhydratgehalt: 57,9 g

Proteingehalt: 19,6 g

Ballaststoffgehalt: 37 g

Vorteile des Lebensmittels

Reich an Antioxidantien, insbesondere Flavonoiden, die die Herzgesundheit fördern und Entzündungen bekämpfen. Durch den niedrigen Zucker- und Kohlenhydratgehalt ist es für die Blutzuckerkontrolle geeignet. Enthält Spuren von Ballaststoffen, Eisen und Magnesium, die zur allgemeinen Gesundheit beitragen. Verbessert den Geschmack von Backwaren, Desserts und Smoothies, ohne den Zucker- oder Kaloriengehalt wesentlich zu erhöhen.

Abschließender Hinweis

Sicher zu essen. Zuckerfreies Kakaopulver ist eine hervorragende Ergänzung zu einer diabetesfreundlichen Ernährung, da es Geschmack und Antioxidantien hinzufügt, ohne den Blutzuckerspiegel zu erhöhen. Sparsam verwendet, kann es den Geschmack gesunder Gerichte bereichern.

Kaki (Persimmon)

Glykämischer Index: 50 (niedrig)

Glykämische Last: 7,7 (niedrig)

Kohlenhydratgehalt: 18,59 g

Proteingehalt: 0,58 g

Ballaststoffgehalt: 3,6 g

Vorteile des Lebensmittels

Kakis sind reich an Antioxidantien wie Beta-Carotin, Vitamin C und Vitamin A, die Zellen schützen und die allgemeine Gesundheit fördern. Ihr hoher Kaliumgehalt unterstützt einen gesunden Blutdruck und trägt zur Herzgesundheit bei. Die enthaltenen Ballaststoffe fördern die Verdauung und eine gesunde Darmflora. Zudem stärken die enthaltenen Nährstoffe die Immunfunktion und helfen dem Körper, Krankheiten abzuwehren.

Abschließender Hinweis

In Maßen essen. Trotz ihres hohen Nährstoffgehalts können die natürlichen Zucker in Kakis den Blutzuckerspiegel beeinflussen, wenn sie in großen Mengen konsumiert werden.

Kaktusfeige (Prickly Pear)

Glykämischer Index: 35 (niedrig)

Glykämische Last: 3,4 (niedrig)

Kohlenhydratgehalt: 9,57 g

Proteingehalt: 0,73 g

Ballaststoffgehalt: 3,6 g

Vorteile des Lebensmittels

Kaktusfeigen sind reich an Antioxidantien wie Flavonoiden, Vitamin C und Betalainen, die oxidativen Stress bekämpfen und Entzündungen reduzieren. Ihr hoher Ballaststoffgehalt fördert eine gesunde Verdauung. Mit einem niedrigen glykämischen Index können sie helfen, den Blutzuckerspiegel stabil zu halten. Dank ihres hohen Wassergehalts sind sie hydratisierend und erfrischend.

Abschließender Hinweis

Sicher zu essen. Besonders für Diabetiker oder Menschen, die nach einer Frucht mit niedrigem GI suchen. Für maximale Vorteile frisch genießen.

Kalbfleisch

Glykämischer Index: 0 (niedrig)

Glykämische Last: 0,0 (niedrig)

Kohlenhydratgehalt: 0 g

Proteingehalt: 18,6 g

Ballaststoffgehalt: 0 g

Vorteile des Lebensmittels

Kalbfleisch ist eine hervorragende Quelle für hochwertiges Eiweiß, das für die Reparatur und das Wachstum von Muskeln unerlässlich ist. Es ist reich an Vitaminen und Mineralstoffen, insbesondere Eisen, Zink und B-Vitaminen wie B12, die für den Sauerstofftransport, die Immunfunktion und die Energieproduktion entscheidend sind. Als mageres rotes Fleisch enthält Kalbfleisch weniger Fett als viele andere rote Fleischsorten und ist daher eine gute Wahl für Menschen, die ihren Fettkonsum überwachen und gleichzeitig eine nährstoffreiche Ernährung beibehalten möchten.

Abschließender Hinweis

In Maßen essen. Kalbfleisch hat viele gesundheitliche Vorteile, sollte aber nur gelegentlich als Teil einer ausgewogenen Ernährung verzehrt werden. Achten Sie auf gesunde Zubereitungsmethoden (z. B. backen, grillen oder braten), um überschüssiges Fett zu vermeiden.

Kaninchen (gekocht)

Glykämischer Index: 0 (niedrig)

Glykämische Last: 0,0 (niedrig)

Kohlenhydratgehalt: 0 g

Proteingehalt: 31,4 g

Ballaststoffgehalt: 0 g

Vorteile des Lebensmittels

Kaninchenfleisch ist eine magere Eiweißquelle und enthält deutlich weniger Fett als andere Fleischsorten wie Rind oder Schwein, was es zu einer ausgezeichneten Wahl für den Muskelaufbau und die - reparatur macht. Es ist reich an essenziellen Vitaminen und Mineralstoffen wie Zink, Phosphor, Selen und B-Vitaminen, die das Immunsystem unterstützen und den Energiestoffwechsel fördern. Außerdem ist es cholesterinarm und trägt somit zur Herzgesundheit bei, wenn es in eine ausgewogene Ernährung integriert wird. Perfekt für verschiedene Ernährungspläne wie proteinreiche oder kohlenhydratarme Diäten, sollte es am besten ohne Panade oder schwere Soßen zubereitet werden, um seinen Nährwert zu erhalten.

Abschließender Hinweis

Sicher zu essen. Eine großartige Proteinquelle für Diabetiker oder alle, die nach mageren Fleischalternativen suchen.

Kapern

Glykämischer Index: 20 (niedrig)

Glykämische Last: 0,8 (niedrig)

Kohlenhydratgehalt: 4,89 g

Proteingehalt: 2,36 g

Ballaststoffgehalt: 3,2 g

Vorteile des Lebensmittels

Reich an Flavonoiden, Antioxidantien, die oxidativen Stress und Entzündungen reduzieren können. Enthält Vitamin K, das für die Blutgerinnung und Knochengesundheit notwendig ist. Kapern sind kalorienarm, aber geschmacksintensiv und eine hervorragende Ergänzung zu Gerichten, ohne den Kalorienverbrauch erheblich zu erhöhen. Ihr Ballaststoffgehalt fördert die Verdauung und kann helfen, den Blutzuckerspiegel zu regulieren.

Abschließender Hinweis

Sicher zu essen. Kapern können in Maßen bedenkenlos konsumiert werden. Sie sind eine großartige Ergänzung zu einer diabetesfreundlichen Ernährung, da sie den Blutzuckerspiegel nicht erhöhen. Menschen, die auf ihre Salzaufnahme achten, sollten sie jedoch sparsam verwenden, da Kapern einen hohen Natriumgehalt haben können.

Karotte

Glykämischer Index: 30 (niedrig)

Glykämische Last: 2,0 (niedrig)

Kohlenhydratgehalt: 9,68 g

Proteingehalt: 0,87 g

Ballaststoffgehalt: 2,9 g

Vorteile des Lebensmittels

Reich an Beta-Carotin, einem Vorläufer von Vitamin A, das die Immun- und Augengesundheit fördert. Enthält zahlreiche Antioxidantien, die helfen, Entzündungen und oxidativen Stress zu reduzieren. Karotten sind reich an Ballaststoffen, die die Verdauung fördern und das Sättigungsgefühl erhöhen. Sie sind von Natur aus kalorienarm und vielseitig zubereitbar.

Abschließender Hinweis

Sicher zu essen. In moderaten Mengen, roh oder gekocht, sind Karotten gut für Menschen mit Diabetes. Um den Einfluss auf den Blutzucker zu minimieren, kombinieren Sie sie mit Proteinen oder Fetten, da Kochen den glykämischen Index leicht erhöhen kann. Hervorragend für Salate, Snacks oder als Teil einer ausgewogenen Mahlzeit geeignet.

Karottensaft

Glykämischer Index: 40 (niedrig)

Glykämische Last: 2,6 (niedrig)

Kohlenhydratgehalt: 9,28 g

Proteingehalt: 0,95 g

Ballaststoffgehalt: 0,8 g

Vorteile des Lebensmittels

Karottensaft ist reich an Beta-Carotin, das die Immun- und Augengesundheit fördert. Enthält Phytochemikalien und Antioxidantien, die Entzündungen und oxidativen Stress reduzieren können. Kalium unterstützt die Herzgesundheit und hilft, den Blutdruck zu regulieren. Nährstoffreich und hydrierend, bietet eine erfrischende Möglichkeit, Gemüse zu konsumieren.

Abschließender Hinweis

Sicher zu essen. Karottensaft ist nährstoffreich, hat jedoch eine stärkere glykämische Wirkung und weniger Ballaststoffe als rohe Karotten. Am besten in Maßen als Teil einer gesunden Ernährung verwenden. Der Verzehr zusammen mit einer Fett- oder Proteinquelle kann helfen, den Blutzuckerspiegel stabil zu halten.

Käse

Glykämischer Index: 0 (niedrig)

Glykämische Last: 0,0 (niedrig)

Kohlenhydratgehalt: 4,44 g

Proteingehalt: 23,7 g

Vorteile des Lebensmittels

Reich an Protein, das das Sättigungsgefühl fördert und die Muskelgesundheit unterstützt. Eine ausgezeichnete Kalziumquelle, die für gesunde Zähne und Knochen erforderlich ist. Enthält gesunde Fette, die langanhaltende Energie liefern und die Aufnahme fettlöslicher Vitamine fördern. Vitamin B12 unterstützt die Bildung roter Blutkörperchen und die neurologische Funktion. Einige Käsesorten enthalten Probiotika, die die Darmgesundheit fördern.

Abschließender Hinweis

In Maßen genießen. Käse kann das Diabetesmanagement unterstützen, da er wenig oder keine Kohlenhydrate enthält. Aufgrund seines hohen Kalorien- und gesättigten Fettgehalts ist jedoch eine Portionskontrolle entscheidend. Wählen Sie fettärmere Varianten oder reduzieren Sie die Menge, wenn Sie sich Sorgen um den Fettgehalt machen.

Kefir

Glykämischer Index: 36 (niedrig)

Glykämische Last: 1,4 (niedrig)

Kohlenhydratgehalt: 7,48 g

Proteingehalt: 3,59 g

Ballaststoffgehalt: 0 g

Vorteile des Lebensmittels

Kefir ist reich an Probiotika, die die Verdauung fördern und die Darmgesundheit unterstützen. Er liefert essenzielle Nährstoffe wie Kalzium und Vitamin B12 sowie hochwertiges Protein, die zu starken Knochen und einer gesunden Nervenfunktion beitragen. Dank bioaktiver Verbindungen kann Kefir das Immunsystem stärken und Entzündungen reduzieren. Durch den Fermentationsprozess ist er von Natur aus laktosearm und daher auch für Menschen mit Laktoseintoleranz geeignet.

Abschließender Hinweis

Sicher zu essen. Kefir unterstützt die Verdauung und allgemeine Gesundheit, was ihn zu einer großartigen Wahl für Diabetiker macht. Verwenden Sie einfache, ungesüßte Sorten, um zusätzliche Zucker zu vermeiden. Er eignet sich auch als Basis für Salatdressings oder Smoothies.

Keimlinge (Getreide, gekeimt)

Glykämischer Index: 15 (niedrig)

Glykämische Last: 6,2 (niedrig)

Kohlenhydratgehalt: 42,5 g

Proteingehalt: 7,49 g

Ballaststoffgehalt: 1,1 g

Vorteile des Lebensmittels

Gekeimte Getreide enthalten Nährstoffe, die für den Körper leichter verfügbar sind als bei nicht gekeimten Varianten. Der Keimprozess erhöht die Verfügbarkeit von wichtigen Vitaminen und Mineralstoffen wie Magnesium, Vitamin C und B-Vitaminen. Sie enthalten Verdauungsenzyme, die die Darmgesundheit fördern und die Nährstoffaufnahme verbessern. Mit einem geringeren Stärkegehalt sind gekeimte Getreide leichter verdaulich und weniger wahrscheinlich, den Blutzucker stark ansteigen zu lassen. Zudem liefern sie Ballaststoffe und pflanzliches Protein, was das Sättigungsgefühl fördert und konstante Energie liefert.

Abschließender Hinweis

In Maßen genießen, es ist sicher. Für Diabetiker bieten gekeimte Getreide eine nährstoffreiche Option, aber wegen ihres hohen Kohlenhydratgehalts ist Portionierung entscheidend. Sie können gebackenen Produkten, Suppen und Salaten für einen Nährstoffschub hinzugefügt werden.

Kekse

Glykämischer Index: 50 (niedrig)

Glykämische Last: 23,4 (hoch)

Kohlenhydratgehalt: 67,9 g

Proteingehalt: 5,79 g

Ballaststoffgehalt: 3,3 g

Vorteile des Lebensmittels

Durch den hohen Zucker- und Kohlenhydratgehalt liefern Kekse schnell Energie. Sie können als gelegentlicher Genussmoment Freude und Zufriedenheit bieten.

Abschließender Hinweis

Vermeiden oder sparsam verwenden. Kekse enthalten typischerweise ungesunde Fette, verarbeitete Kohlenhydrate und zugesetzten Zucker, die Blutzuckerspitzen und Gewichtszunahme verursachen können. Für eine diabetesfreundliche Alternative backen Sie eigene Kekse mit Mandelmehl, natürlichen Süßungsmitteln (wie Erythrit oder Stevia) und zusätzlichem Ballaststoff aus Hafer oder Chiasamen.

Ketchup

Glykämischer Index: 55 (niedrig)

Glykämische Last: 14,0 (moderat)

Kohlenhydratgehalt: 26,8 g

Proteingehalt: 1,11 g

Vorteile des Lebensmittels

Ketchup enthält kleine Mengen des Antioxidans Lycopin, das möglicherweise das Risiko chronischer Krankheiten verringern kann. Außerdem liefert er Spuren von Vitamin A und C, die für gesunde Haut und ein starkes Immunsystem wichtig sind.

Abschließender Hinweis

In Maßen genießen. Obwohl Ketchup gelegentlich genossen werden kann, enthält er häufig viel zugesetzten Zucker, der den Blutzuckerspiegel erhöhen kann. Wählen Sie zuckerreduzierte oder zuckerfreie Varianten und verwenden Sie diese sparsam, um den Zuckerkonsum zu begrenzen.

Kichererbsen

Glykämischer Index: 10 (niedrig)

Glykämische Last: 6,1 (niedrig)

Kohlenhydratgehalt: 60,4 g

Proteingehalt: 21,3 g

Vorteile des Lebensmittels

Reich an Ballaststoffen, die die Verdauung fördern und den Blutzuckerspiegel regulieren. Hervorragende Quelle für pflanzliches Protein, das Sättigung fördert und die Muskelregeneration unterstützt. Liefert wichtige Mineralstoffe wie Eisen, Magnesium, Kalium und Folsäure, die die allgemeine Gesundheit fördern. Kann helfen, den Cholesterinspiegel zu regulieren, was der Herzgesundheit zugutekommt. Vielseitig einsetzbar in Salaten, Suppen und Dips wie Hummus.

Abschließender Hinweis

Sicher zu essen. Aufgrund ihres hohen Ballaststoffgehalts und niedrigen glykämischen Indexes sind Kichererbsen eine ausgezeichnete Wahl für Menschen mit Diabetes. Um eine übermäßige Kohlenhydrataufnahme zu vermeiden, ist Portionskontrolle entscheidend. Kombinieren Sie sie mit Protein oder Gemüse für eine ausgewogene Mahlzeit.

Kichererbsen (aus der Dose)

Glykämischer Index: 35 (niedrig)

Glykämische Last: 6,8 (niedrig)

Kohlenhydratgehalt: 20,3 g

Proteingehalt: 7,02 g

Vorteile des Lebensmittels

Erhält viel vom Nährwert gekochter Kichererbsen und ist gleichzeitig praktisch und sofort einsatzbereit. Reich an Ballaststoffen, die die Blutzuckerkontrolle und die Verdauung unterstützen. Liefert pflanzliches Protein, das Sättigung und Muskelgesundheit fördert. Enthält wichtige Mineralstoffe wie Kalium, Eisen und Folsäure, die die Herzgesundheit und das allgemeine Wohlbefinden fördern. Vielseitig einsetzbar in Salaten, Dips und Suppen.

Abschließender Hinweis

Sicher zu essen, aber sparsam verwenden. Obwohl Kichererbsen aus der Dose gut für Menschen mit Diabetes sind, sollten Sie auf zusätzlichen Salz- oder Konservierungsstoffgehalt achten. Spülen Sie sie gründlich ab, um den Salzgehalt zu reduzieren. Sie sind eine gesunde und praktische Option zur Blutzuckerkontrolle.

Kichererbsenmehl

Glykämischer Index: 35 (niedrig)

Glykämische Last: 23,1 (hoch)

Kohlenhydratgehalt: 57,8 g

Proteingehalt: 22,4 g

Ballaststoffgehalt: 10,8 g

Vorteile des Lebensmittels

Reich an Protein und eine fantastische pflanzliche Wahl für Sättigung und Muskelreparatur. Enthält viele Ballaststoffe, die die Verdauung fördern und den Blutzuckerspiegel regulieren. Liefert wichtige Nährstoffe wie Eisen, Magnesium und B-Vitamine, die die Energieproduktion und die allgemeine Gesundheit unterstützen. Glutenfrei und daher eine hervorragende Alternative für Menschen mit Zöliakie oder Glutenunverträglichkeit. Vielseitig einsetzbar in Gerichten wie Backwaren, Pfannkuchen und Fladenbroten.

Abschließender Hinweis

In Maßen genießen. Für Diabetiker ist Kichererbsenmehl eine nahrhafte Low-GI-Alternative. Aufgrund des relativ hohen Kohlenhydratgehalts ist jedoch Portionskontrolle wichtig. Kombinieren Sie es mit gesunden Fetten oder Proteinen, um den Blutzuckerspiegel besser zu regulieren.

Kirsche

Glykämischer Index: 25 (niedrig)

Glykämische Last: 4,0 (niedrig)

Kohlenhydratgehalt: 16,2 g

Proteingehalt: 1,04 g

Vorteile des Lebensmittels

Kirschen sind reich an Antioxidantien, insbesondere Anthocyanen, die oxidativen Stress und Entzündungen reduzieren können. Gute Quelle für Vitamin C, das die Hautgesundheit und ein starkes Immunsystem fördert. Enthält Melatonin, das zur Regulierung der Schlafzyklen beitragen kann. Reich an Kalium, das den normalen Blutdruck unterstützt.

Abschließender Hinweis

In Maßen genießen. Aufgrund ihrer moderaten glykämischen Wirkung ist eine Portionskontrolle entscheidend, auch wenn Kirschen reich an Antioxidantien und anderen Nährstoffen sind. Um Blutzuckerspitzen zu vermeiden, kombinieren Sie sie mit einer gesunden Fett- oder Proteinquelle.

Kiwi

Glykämischer Index: 50 (niedrig)

Glykämische Last: 7,3 (niedrig)

Kohlenhydratgehalt: 14 g

Proteingehalt: 1,06 g

Ballaststoffgehalt: 3 g

Vorteile des Lebensmittels

Kiwi ist reich an Vitamin C, das die Hautgesundheit unterstützt und das Immunsystem stärkt. Sie enthält viele Flavonoide und andere Antioxidantien, die vor oxidativem Stress schützen und Entzündungen reduzieren können. Als gute Ballaststoffquelle unterstützt sie die Regulierung des Blutzuckers und die Verdauungsgesundheit. Zusätzlich enthält sie Actinidin, ein einzigartiges Enzym, das die Verdauung von Proteinen erleichtert.

Abschließender Hinweis

Sicher zu essen. Kiwi ist eine gesunde Frucht, die sich gut für Diabetiker eignet. Dank ihres niedrigen glykämischen Indexes und ihres Ballaststoffgehalts trägt sie zur Regulierung des Blutzuckerspiegels bei. Sie kann roh genossen oder in Smoothies und Salaten verwendet werden.

Kleie

Glykämischer Index: 15 (niedrig)

Glykämische Last: 6,8 (niedrig)

Kohlenhydratgehalt: 53,3 g

Proteingehalt: 10,7 g

Ballaststoffgehalt: 3,6 g

Vorteile des Lebensmittels

Außerordentlich reich an Ballaststoffen, die helfen, den Blutzuckerspiegel zu regulieren und die Verdauung zu fördern. Enthält viele B-Vitamine wie Niacin, Thiamin und Folsäure, die den Energiestoffwechsel unterstützen. Liefert wichtige Mineralstoffe wie Eisen, Phosphor und Magnesium, die die Knochengesundheit und die Energieproduktion fördern. Der Gehalt an löslichen Ballaststoffen kann helfen, den Cholesterinspiegel zu senken.

Abschließender Hinweis

Sicher zu essen. Kleie ist aufgrund ihres niedrigen GI und hohen Ballaststoffgehalts äußerst nützlich für Diabetiker. Sie kann Backwaren, Smoothies und Müslis zugesetzt werden, um den Nährwert zu steigern. Mäßiger Verzehr wird empfohlen, um Magenbeschwerden zu vermeiden.

Knoblauch

Glykämischer Index: 30 (niedrig)

Glykämische Last: 9,0 (niedrig)

Kohlenhydratgehalt: 28,2 g

Proteingehalt: 6,62 g

Ballaststoffgehalt: 2,7 g

Vorteile des Lebensmittels

Knoblauch enthält Allicin, eine Verbindung mit antibakteriellen und entzündungshemmenden Eigenschaften. Kann die Durchblutung verbessern, den Blutdruck senken und die Herzgesundheit unterstützen. Stärkt das Immunsystem und kann das Risiko chronischer Krankheiten verringern. Reich an Antioxidantien, schützt es die Zellen vor Schäden durch freie Radikale.

Abschließender Hinweis

Sicher zu essen. Knoblauch ist eine wertvolle Ergänzung zu einer diabetesfreundlichen Ernährung, da er wenig Kohlenhydrate enthält und einen niedrigen glykämischen Index hat. Er bietet zahlreiche gesundheitliche Vorteile, darunter eine verbesserte Herz- und Immunfunktion. Verwenden Sie ihn frisch oder geröstet für maximale Vorteile.

Kochbananen (unreif)

Glykämischer Index: 45 (niedrig)

Glykämische Last: 14,4 (moderat)

Kohlenhydratgehalt: 31,89 g

Proteingehalt: 1,3 g

Ballaststoffgehalt: 1,7 g

Vorteile des Lebensmittels

Unreife Kochbananen sind eine hervorragende Quelle für komplexe Kohlenhydrate, die langsam verdaut werden und somit über einen längeren Zeitraum Energie liefern. Ihr hoher Kaliumgehalt unterstützt die Herzgesundheit und hilft, den Blutdruck zu regulieren. Reich an Vitamin C und A stärken Kochbananen die Immunität und fördern die Augengesundheit. Sie sind vielseitig einsetzbar und können gekocht, gebacken oder gebraten zubereitet werden. Die Ballaststoffe in Kochbananen fördern die Verdauung und unterstützen eine gesunde Darmflora.

Abschließender Hinweis

In Maßen essen. Grüne (unreife) Kochbananen sind besser für die Blutzuckerkontrolle geeignet als reife. Vermeiden Sie übermäßiges Braten, um den Kalorien- und Fettgehalt zu reduzieren.

Kohl (roh)

Glykämischer Index: 20 (niedrig)

Glykämische Last: 0,4 (niedrig)

Kohlenhydratgehalt: 6,38 g

Proteingehalt: 0,96 g

Vorteile des Lebensmittels

Reich an Ballaststoffen, die den Blutzuckerspiegel stabilisieren und die Verdauung unterstützen. Aufgrund seines niedrigen Kalorien- und Kohlenhydratgehalts ideal zur Diabetes- und Gewichtskontrolle. Enthält viel Vitamin C und Polyphenole, die vor Entzündungen und oxidativen Schäden schützen. Der hohe Vitamin-K-Gehalt ist wichtig für die Blutgerinnung und die Knochengesundheit. Vielseitig verwendbar, sei es roh in Salaten, fermentiert (z. B. als Sauerkraut) oder gekocht in verschiedenen Rezepten.

Abschließender Hinweis

Sicher zu essen. Aufgrund seines hohen Nährstoffgehalts und geringen glykämischen Effekts ist Kohl sehr nützlich für Menschen mit Diabetes. Er kann bedenkenlos Teil einer gesunden Ernährung sein.

Kohlrabi

Glykämischer Index: 20 (niedrig)

Glykämische Last: 2,1 (niedrig)

Kohlenhydratgehalt: 6,2 g

Proteingehalt: 1,7 g

Ballaststoffgehalt: 3,6 g

Vorteile des Lebensmittels

Kohlrabi ist eine ausgezeichnete Quelle für Vitamin C, das die Hautgesundheit fördert und das Immunsystem stärkt. Sein hoher Ballaststoffgehalt unterstützt die Verdauung und hilft, den Blutzuckerspiegel effektiv zu regulieren. Reich an Kalium trägt er zur Herzgesundheit bei und hilft, einen gesunden Blutdruck aufrechtzuerhalten. Mit seinem niedrigen Kalorien- und Kohlenhydratgehalt ist er ideal für die Blutzuckerregulierung und das Gewichtsmanagement.

Abschließender Hinweis

Sicher zu essen. Kohlrabi ist ein nährstoffreiches, niedrig-glykämisches Gemüse, das in eine diabetesfreundliche Ernährung integriert werden kann. Genießen Sie ihn gekocht, geröstet oder roh als Bestandteil einer ausgewogenen Mahlzeit.

Kokosmilch (ungesüßt)

Glykämischer Index: 40 (niedrig)

Glykämische Last: 1,1 (niedrig)

Kohlenhydratgehalt: 2,92 g

Proteingehalt: 0,21 g

Ballaststoffgehalt: 0 g

Vorteile des Lebensmittels

Kokosmilch enthält mittelkettige Triglyceride (MCTs), gesunde Fette, die das Gewichtsmanagement unterstützen und schnelle Energie liefern können. Reich an Mangan, das für den Stoffwechsel und die Knochengesundheit notwendig ist. Liefert Spuren von Eisen und Magnesium, die die Muskelfunktion und Energieproduktion fördern. Laktosefrei und daher eine gute Alternative für Menschen mit Laktoseintoleranz.

Abschließender Hinweis

In Maßen genießen. Ungesüßte Kokosmilch ist aufgrund ihres niedrigen glykämischen Effekts und Kohlenhydratgehalts für Diabetiker geeignet. Verwenden Sie sie jedoch sparsam in Rezepten oder als Milchalternative, da sie kalorien- und fettreich ist. Wählen Sie immer ungesüßte Varianten, um Zuckerzusätze zu vermeiden.

Kokosnuss (frisch)

Glykämischer Index: 45 (niedrig)

Glykämische Last: 0,8 (niedrig)

Kohlenhydratgehalt: 0,84 g

Proteingehalt: 0 g

Vorteile des Lebensmittels

Reich an gesunden Fetten, insbesondere mittelkettigen Triglyceriden (MCTs), die beim Gewichtsmanagement helfen und schnell Energie liefern können. Der hohe Ballaststoffgehalt fördert eine gesunde Verdauung und stabile Blutzuckerspiegel. Enthält wichtige Mineralstoffe wie Kalium, Magnesium und Kupfer, die die Herz- und Knochengesundheit unterstützen. Antibakterielle und antioxidative Eigenschaften können helfen, Entzündungen zu reduzieren und die Immunität zu stärken.

Abschließender Hinweis

Sicher zu essen. Frische Kokosnuss ist aufgrund ihres niedrigen glykämischen Indexes, ihres Ballaststoffgehalts und ihrer gesunden Fette diabetesfreundlich. Aufgrund ihres hohen Kaloriengehalts sollte sie jedoch in Maßen verzehrt werden, besonders bei Gewichtskontrolle.

Kopfsalat

Glykämischer Index: 15 (niedrig)

Glykämische Last: 0,5 (niedrig)

Kohlenhydratgehalt: 3,69 g

Proteingehalt: 0,92 g

Ballaststoffgehalt: 1,3 g

Vorteile des Lebensmittels

Kopfsalat ist aufgrund seines niedrigen Kalorien- und Kohlenhydratgehalts eine hervorragende Wahl zur Regulierung des Blutzuckers und zum Gewichtsmanagement. Er ist reich an Vitaminen A, C und K, die zu starken Knochen, gesunder Haut und gutem Sehvermögen beitragen. Dank seiner Antioxidantien hilft er, Entzündungen und oxidativen Stress zu bekämpfen und das allgemeine Wohlbefinden zu fördern. Sein hoher Wassergehalt hält den Körper hydratisiert und unterstützt die Hautgesundheit. Darüber hinaus liefert er Folsäure, die die Zellgesundheit fördert und das Risiko von Geburtsfehlern während der Schwangerschaft reduziert.

Abschließender Hinweis

Sicher zu essen. Kopfsalat ist ein nahrhaftes, kalorienarmes Gemüse, das sich hervorragend für eine diabetesfreundliche Ernährung eignet. Er ist eine vielseitige Ergänzung für Sandwiches und Salate und liefert eine erfrischende Knusprigkeit, ohne den Blutzuckerspiegel wesentlich zu beeinflussen.

Krustentiere (z. B. Garnelen, Krabben, Hummer)

Glykämischer Index: 5 (niedrig)

Glykämische Last: 0,1 (niedrig)

Kohlenhydratgehalt: 0,48 g

Proteingehalt: 15,6 g

Vorteile des Lebensmittels

Reich an Protein, das das Sättigungsgefühl fördert, die Muskelregeneration unterstützt und wichtige Körperfunktionen unterstützt. Aufgrund ihres geringen Fett- und Kohlenhydratgehalts eine hervorragende Wahl für die Blutzuckerkontrolle. Reich an herz- und gehirngesunden Omega-3-Fettsäuren. Enthalten essentielle Nährstoffe wie Jod, Zink, Vitamin B12 und Selen.

Abschließender Hinweis

Sicher zu essen. Krustentiere sind aufgrund ihres hohen Proteingehalts und niedrigen Kohlenhydratgehalts sehr nahrhaft und diabetesfreundlich. Um unnötige zusätzliche Fette zu vermeiden, bevorzugen Sie gedämpfte, gekochte oder gegrillte Zubereitungen statt frittierter Varianten.

Kümmel

Glykämischer Index: 5 (niedrig)

Glykämische Last: 0,6 (niedrig)

Kohlenhydratgehalt: 49,9 g

Proteingehalt: 19,8 g

Ballaststoffgehalt: 38 g

Vorteile des Lebensmittels

Reich an Ballaststoffen, die die Verdauung fördern und den Blutzuckerspiegel regulieren. Enthält ätherische Öle und Antioxidantien, die die Darmgesundheit unterstützen und Entzündungen reduzieren können. Liefert wichtige Nährstoffe wie Kalzium, Magnesium und Eisen, die zur Energieproduktion und Knochengesundheit beitragen. Kann bei der Verdauung helfen und Magenbeschwerden wie Blähungen lindern.

Abschließender Hinweis

Sicher zu essen. Kümmelsamen sind ein diabetesfreundliches Gewürz, das den Geschmack von Speisen verbessern und gesundheitliche Vorteile bieten kann. Verwenden Sie sie sparsam als Gewürz oder in Tees für zusätzlichen Nährwert.

Kürbis

Glykämischer Index: 15 (niedrig)

Glykämische Last: 0,7 (niedrig)

Kohlenhydratgehalt: 10,5 g

Proteingehalt: 1,25 g

Ballaststoffgehalt: 2,6 g

Vorteile des Lebensmittels

Kürbis ist eine ausgezeichnete Quelle für Vitamin A und C, die essenziell für gesunde Haut und ein starkes Immunsystem sind. Er enthält zudem Magnesium und Kalium, die die Muskelfunktion und Herzgesundheit unterstützen. Mit Antioxidantien wie Beta-Carotin hilft Kürbis, oxidativen Stress zu reduzieren und das allgemeine Wohlbefinden zu fördern. Dank seines niedrigen Kaloriengehalts ist Kürbis ideal für die Gewichtskontrolle.

Abschließender Hinweis

Sicher zu essen. Zucchini und andere Sommerkürbisse sind besonders gut für Diabetiker geeignet. Winterkürbisse haben einen etwas höheren Kohlenhydratgehalt und sollten daher in Maßen verzehrt werden. Genießen Sie Kürbis in Suppen, geröstet oder gedämpft.

Kürbisbrot

Glykämischer Index: 40 (niedrig)

Glykämische Last: 17,0 (moderat)

Kohlenhydratgehalt: 43,21 g

Proteingehalt: 4,97 g

Ballaststoffgehalt: 1,4 g

Vorteile des Lebensmittels

Kürbis ist reich an Vitamin A, das das Immunsystem stärkt und die Sehkraft unterstützt. Kürbisbrot bietet eine schmackhafte, saisonale Möglichkeit, dieses nährstoffreiche Lebensmittel in die Ernährung zu integrieren. Als Kohlenhydratquelle sorgt es für einen stetigen Energieschub. Einige Rezepte können jedoch zugesetzte Fette und Zucker enthalten, die den Kaloriengehalt und die glykämische Belastung erhöhen – achtsame Zubereitung ist daher entscheidend.

Abschließender Hinweis

In Maßen essen. Um Rezepte diabetikerfreundlicher zu gestalten, wählen Sie solche mit Vollkornmehl oder reduziertem Zucker.

Lammfleisch (Mutton)

Glykämischer Index: 0 (niedrig)

Glykämische Last: 0,0 (niedrig)

Kohlenhydratgehalt: 0,08 g

Proteingehalt: 33,4 g

Vorteile des Lebensmittels

Lammfleisch ist eine reiche Quelle hochwertiger Proteine, die für Muskelwachstum und -reparatur unerlässlich sind. Es enthält viele Vitamine und Mineralstoffe wie Eisen, Zink und Vitamin B12, die für die Bildung roter Blutkörperchen und den Energiestoffwechsel wichtig sind. Darüber hinaus enthält es konjugierte Linolsäure (CLA), die den Fettstoffwechsel unterstützen und weitere gesundheitliche Vorteile bieten kann. Wird das sichtbare Fett entfernt, ist Lammfleisch eine gute Quelle für gesunde Fette und eine vielseitige, nahrhafte Wahl.

Abschließender Hinweis

In Maßen essen. Lammfleisch ist sicher zu verzehren, aber der Konsum sollte begrenzt werden, um eine übermäßige Aufnahme gesättigter Fette und Cholesterin zu vermeiden, die die Herzgesundheit beeinträchtigen können. Wählen Sie magere Stücke, um den Anteil gesättigter Fette zu reduzieren.

Lasagne

Glykämischer Index: 47 (niedrig)

Glykämische Last: 7,0 (niedrig)

Kohlenhydratgehalt: 16,17 g

Proteingehalt: 7,45 g

Ballaststoffgehalt: 1,6 g

Vorteile des Lebensmittels

Wenn Lasagne mit Ricotta, Hüttenkäse oder magerem Fleisch zubereitet wird, ist sie eine großartige Proteinquelle. Sie liefert zudem wichtige Nährstoffe wie Lycopin aus der Tomatensoße und Kalzium aus dem Käse, die zur allgemeinen Gesundheit beitragen. Die Verwendung von Vollkorn-Lasagneblättern und nährstoffreichen Gemüsesorten wie Spinat, Zucchini oder Pilzen macht sie zu einer noch gesünderen und ausgewogeneren Mahlzeit.

Abschließender Hinweis

In Maßen genießen. Traditionelle Lasagne, besonders mit raffinierten Nudeln und fettreichen Belägen, enthält viele Kohlenhydrate und kann den Blutzuckerspiegel erhöhen. Verwenden Sie magere Fleischsorten, fettarmen Käse, Vollkorn- oder kohlenhydratarme Pasta und viel Gemüse, um die Ballaststoffe zu erhöhen und den glykämischen Effekt für eine diabetesfreundliche Variante zu senken.

Lauch

Glykämischer Index: 15 (niedrig)

Glykämische Last: 1,2 (niedrig)

Kohlenhydratgehalt: 14,7 g

Proteingehalt: 1,57 g

Ballaststoffgehalt: 1,9 g

Vorteile des Lebensmittels

Lauch ist reich an Flavonoiden und anderen Antioxidantien, die den Körper vor oxidativen Schäden schützen und Entzündungen reduzieren können. Er ist eine ausgezeichnete Quelle für Vitamin K, das für die richtige Blutgerinnung und den Erhalt starker Knochen unerlässlich ist. Mit seinem hohen Ballaststoffgehalt unterstützt Lauch eine gesunde Verdauung und hilft, den Blutzuckerspiegel zu regulieren. Außerdem enthält er Folsäure, ein wichtiges Nährstoff, das gesunde Zellfunktionen unterstützt und besonders in der Schwangerschaft von Vorteil ist.

Abschließender Hinweis

Sicher zu essen. Lauch ist ein niedrig-glykämisches Gemüse, das gut in eine diabetesfreundliche Ernährung passt. Er ist vielseitig einsetzbar und eignet sich hervorragend für Salate, Pfannengerichte und Suppen. Dank seines Ballaststoff- und Antioxidantiengehalts fördert er die Blutzuckerkontrolle und die allgemeine Gesundheit.

Leinsamen

Glykämischer Index: 35 (niedrig)

Glykämische Last: 0,6 (niedrig)

Kohlenhydratgehalt: 34,4 g

Proteingehalt: 18 g

Ballaststoffgehalt: 23,1 g

Vorteile des Lebensmittels

Leinsamen haben einen außergewöhnlich hohen Ballaststoffgehalt, der eine gesunde Verdauung fördert und den Blutzucker stabil hält. Reich an Omega-3-Fettsäuren, die Entzündungen reduzieren und die Herzgesundheit unterstützen. Enthalten Lignane, Verbindungen mit antioxidativen Eigenschaften, die helfen, Hormone auszugleichen. Als pflanzliche Proteinquelle fördern sie die Muskelregeneration und die allgemeine Gesundheit.

Abschließender Hinweis

Sicher zu essen. Aufgrund ihres hohen Nährstoffgehalts und niedrigen glykämischen Indexes sind Leinsamen sehr hilfreich bei der Diabeteskontrolle. Fügen Sie sie Joghurt, Smoothies oder Backwaren hinzu, aber konsumieren Sie sie in Maßen, um übermäßige Kalorienaufnahme zu vermeiden. Um die Nährstoffaufnahme zu verbessern, verwenden Sie gemahlene Leinsamen.

Linsen

- **Glykämischer Index:** 25 (niedrig)
- **Glykämische Last:** 12,5 (moderat)
- **Kohlenhydratgehalt:** 62,2 g
- **Proteingehalt:** 23,6 g

Vorteile des Lebensmittels

Linsen sind eine hervorragende Quelle für pflanzliches Protein, das das Immunsystem stärkt und das Muskelwachstum und die -regeneration unterstützt. Sie sind reich an Ballaststoffen, die den Cholesterinspiegel senken, den Blutzuckerspiegel ausgleichen und die Verdauung verbessern. Dank ihres hohen Eisengehalts fördern sie die Energieproduktion und helfen, Anämie vorzubeugen. Folsäure, ein weiterer wichtiger Nährstoff, ist essenziell für die Gewebebildung, Zellteilung und die Herzgesundheit. Zudem enthalten sie Antioxidantien, die vor oxidativem Stress schützen und Entzündungen reduzieren können.

Abschließender Hinweis

Sicher zu essen. Dank ihres hohen Proteins, Ballaststoffgehalts und niedrigen glykämischen Indexes sind Linsen eine gute Wahl für Menschen mit Diabetes. Sie liefern gleichmäßige Energie und helfen, den Blutzuckerspiegel stabil zu halten. Kombinieren Sie sie mit magerem Protein und Gemüse, um maximale gesundheitliche Vorteile zu erzielen.

Linsensprossen

Glykämischer Index: 25 (niedrig)

Glykämische Last: 5,5 (niedrig)

Kohlenhydratgehalt: 22,1 g

Proteingehalt: 8,96 g

Vorteile des Lebensmittels

Linsensprossen sind reich an Protein, was sie ideal für das Muskelwachstum und die Unterstützung des Immunsystems macht. Ihr hoher Ballaststoffgehalt fördert die Herzgesundheit, unterstützt die Blutzuckerregulation und sorgt für ein gut funktionierendes Verdauungssystem. Sie liefern wichtige Vitamine und Mineralstoffe wie Eisen, Magnesium und Folsäure, die zur allgemeinen Gesundheit beitragen. Außerdem schützen ihre Antioxidantien die Zellen vor Schäden und helfen, Entzündungen zu reduzieren. Dank ihres niedrigen glykämischen Indexes sind sie eine kluge Wahl zur Blutzuckerkontrolle.

Abschließender Hinweis

Sicher zu essen. Linsensprossen sind eine hervorragende, protein- und ballaststoffreiche Ergänzung zu einer diabetesfreundlichen Ernährung. Sie können roh in Salaten genossen oder zu verschiedenen Gerichten hinzugefügt werden, um die Ernährung zu bereichern.

Linsensuppe

Glykämischer Index: 30 (niedrig)

Glykämische Last: 2,4 (niedrig)

Kohlenhydratgehalt: 10,2 g

Proteingehalt: 3,82 g

Ballaststoffgehalt: 3,7 g

Vorteile des Lebensmittels

Linsensuppe ist reich an pflanzlichem Protein, das die Muskelregeneration unterstützt und das Immunsystem stärkt. Ihr hoher Ballaststoffgehalt hilft, den Cholesterinspiegel zu senken, den Blutzuckerspiegel zu stabilisieren und die Verdauungsgesundheit zu fördern. Sie ist eine großartige Eisenquelle, die die Energieproduktion unterstützt und Anämie vorbeugt. Zudem enthält sie Folsäure, ein Nährstoff, der für die Herzgesundheit und die Zellteilung wichtig ist. Dank ihres niedrigen glykämischen Indexes ist sie hervorragend zur effektiven Blutzuckerregulation geeignet.

Abschließender Hinweis

Sicher zu essen. Linsensuppe ist aufgrund ihres hohen Protein- und Ballaststoffgehalts sowie ihres niedrigen glykämischen Indexes eine gute Wahl für Diabetiker. Sie hilft, den Blutzuckerspiegel zu kontrollieren und liefert gleichmäßige Energie. Achten Sie darauf, dass die Suppe ohne viel zugesetzten Zucker oder Fett zubereitet wird.

Litschi (Frisch)

Glykämischer Index: 50 (niedrig)

Glykämische Last: 7,6 (niedrig)

Kohlenhydratgehalt: 16,53 g

Proteingehalt: 0,83 g

Ballaststoffgehalt: 1,3 g

Vorteile des Lebensmittels

Litschis sind reich an Vitamin C, das das Immunsystem stärkt und die Hautgesundheit unterstützt. Sie enthalten Polyphenole und andere starke Antioxidantien, die Entzündungen reduzieren und vor oxidativen Schäden schützen. Mit kleinen Mengen an Kalium fördern sie die Herzgesundheit und die Muskelfunktion. Ihr hoher Wassergehalt hilft, den Körper natürlich zu hydratisieren, was sie besonders in warmen Klimazonen zu einer erfrischenden Wahl macht.

Abschließender Hinweis

In Maßen essen. Obwohl Litschis süß und nährstoffreich sind, kann ihr moderater glykämischer Index bei übermäßigem Verzehr den Blutzuckerspiegel beeinflussen. Genießen Sie kleine Mengen frischer Litschis im Rahmen einer gesunden Ernährung. Vermeiden Sie Dosen- oder gesüßte Varianten, um zusätzlichen Zucker zu reduzieren.

Lotuswurzel

Glykämischer Index: 33 (niedrig)

Glykämische Last: 4,1 (niedrig)

Kohlenhydratgehalt: 17,2 g

Proteingehalt: 2,6 g

Ballaststoffgehalt: 4,9 g

Vorteile des Lebensmittels

Lotuswurzel ist eine fantastische Quelle für Ballaststoffe, die die Verdauung fördern, das Sättigungsgefühl steigern und das Gewichtsmanagement unterstützen. Sie ist reich an Vitamin C, einem Schlüssel-Nährstoff für gesunde Haut, schnelle Wundheilung und ein starkes Immunsystem. Der Kaliumgehalt der Lotuswurzel hilft, den Blutdruck zu regulieren und die Herzgesundheit zu fördern. Sie enthält außerdem Antioxidantien, die die Zellgesundheit unterstützen und Entzündungen reduzieren. Mit einem gesunden Eisenanteil trägt sie zur Energieversorgung bei und beugt Anämie vor.

Abschließender Hinweis

In Maßen essen. Obwohl die Lotuswurzel nährstoffreich ist und viele gesundheitliche Vorteile bietet, sollten Diabetiker sie aufgrund ihres moderaten Kohlenhydratgehalts in Maßen konsumieren, um ihren täglichen Kohlenhydratbedarf zu erfüllen.

Lupinenbohnen

Glykämischer Index: 15 (niedrig)

Glykämische Last: 6,1 (niedrig)

Kohlenhydratgehalt: 40,4 g

Proteingehalt: 36,2 g

Ballaststoffgehalt: 18,9 g

Vorteile des Lebensmittels

Lupinenbohnen sind reich an Ballaststoffen und Protein, was sie ideal für die Unterstützung der Verdauung und die Muskelregeneration macht. Dank ihres niedrigen glykämischen Indexes sind sie besonders für Menschen mit Diabetes geeignet, da sie den Blutzuckerspiegel effektiv regulieren. Sie sind voller wichtiger Mineralstoffe wie Kalium, Magnesium und Eisen, die zu starken Knochen und einem gesunden Herzen beitragen. Ihre Antioxidantien helfen, Entzündungen zu reduzieren und den Körper vor oxidativem Stress zu schützen. Die Kombination aus hohem Protein- und Ballaststoffgehalt fördert außerdem ein langanhaltendes Sättigungsgefühl und macht sie zu einer wertvollen Option für das Gewichtsmanagement.

Abschließender Hinweis

In Maßen essen. Lupinenbohnen bieten zahlreiche gesundheitliche Vorteile, einschließlich Blutzuckerregulation und Verdauungsunterstützung. Allerdings sollten sie, besonders bei Leguminosen-Allergien, nur sparsam verwendet werden. Sie eignen sich hervorragend als Fleischersatz in vegetarischen Rezepten oder als Ergänzung zu Salaten und Suppen.

Magermilch

Glykämischer Index: 27 (niedrig)

Glykämische Last: 0,1 (niedrig)

Kohlenhydratgehalt: 4,92 g

Proteingehalt: 3,43 g

Ballaststoffgehalt: 0 g

Vorteile des Lebensmittels

Magermilch ist fettarm, aber reich an essenziellen Nährstoffen wie Kalium, Kalzium und Vitamin D, die die Knochengesundheit und das allgemeine Wohlbefinden unterstützen. Sie ist zudem eine ausgezeichnete Quelle für hochwertiges Protein, das hilft, die Muskelmasse zu erhalten. Zusätzlich trägt sie zur Hydratation bei und ist somit eine erfrischende und nahrhafte Wahl.

Abschließender Hinweis

Sicher zu essen. Solange die Portionsgrößen kontrolliert werden, ist Magermilch eine fettarme, nährstoffreiche Option, die für Menschen mit Diabetes geeignet ist.

Maissirup

Glykämischer Index: 15 (niedrig)

Glykämische Last: 11,7 (moderat)

Kohlenhydratgehalt: 77,6 g

Proteingehalt: 0 g

Ballaststoffgehalt: 0 g

Vorteile des Lebensmittels

Aufgrund seines hohen Zuckergehalts liefert Maissirup schnell Energie. Er wird verwendet, um Textur und Süße beim Backen und Kochen zu verbessern.

Abschließender Hinweis

Vermeiden. Maissirup, insbesondere Maissirup mit hohem Fruktosegehalt, ist für Diabetiker ungeeignet, da er stark verarbeitet ist und zu schnellen Blutzuckerspitzen führen kann. Häufiger Konsum kann auch das Risiko für Fettleibigkeit, Insulinresistenz und andere Stoffwechselprobleme erhöhen. Verwenden Sie stattdessen natürliche Süßungsmittel wie Erythrit, Stevia oder eine kleine Menge Honig.

Makronen

Glykämischer Index: 32 (niedrig)

Glykämische Last: 18,1 (moderat)

Kohlenhydratgehalt: 61,22 g

Proteingehalt: 3,02 g

Ballaststoffgehalt: 5,1 g

Vorteile des Lebensmittels

Makronen enthalten Kokosnuss, die mittelkettige Triglyceride (MCTs) liefert, eine Art gesunde Fette, die den Energiestoffwechsel unterstützen. Je nach Rezept können sie auch kleine Mengen an Ballaststoffen und Proteinen enthalten, die zu ihrem Nährwert beitragen. Oft glutenfrei, sind sie eine geeignete Option für Menschen mit Glutenunverträglichkeit, obwohl die Zutatenliste immer überprüft werden sollte.

Abschließender Hinweis

In Maßen essen. Makronen sind zwar ein köstlicher Genuss, enthalten jedoch häufig viel Zucker und nur wenige Nährstoffe. Für Diabetiker oder Personen, die ihren Blutzucker kontrollieren, sollten sie ein gelegentlicher Genuss und kein täglicher Snack sein. Wählen Sie wann immer möglich Rezepte mit weniger Zucker oder alternativen Süßstoffen.

Mandarine (Frische Frucht)

Glykämischer Index: 30 (niedrig)

Glykämische Last: 3,9 (niedrig)

Kohlenhydratgehalt: 13,4 g

Proteingehalt: 1,04 g

Ballaststoffgehalt: 1,3 g

Vorteile des Lebensmittels

Mandarinen sind reich an Vitamin C, das die Hautgesundheit verbessert und die Immunfunktion stärkt. Sie enthalten herzfreundliche Antioxidantien wie Flavonoide, die Entzündungen reduzieren und die Herz-Kreislauf-Gesundheit fördern. Ihr hoher Wassergehalt macht sie zu einer hervorragenden Wahl, um den Körper hydratisiert zu halten. Die Ballaststoffe unterstützen die Verdauung und helfen, den Blutzuckerspiegel zu regulieren. Zudem liefern sie kleine Mengen Kalium und Folat, die die Zellgesundheit fördern und die Herzfunktion unterstützen.

Abschließender Hinweis

Sicher zu essen. Dank ihres niedrigen glykämischen Indexes und ihrer geringen glykämischen Last sind Mandarinen eine hervorragende Wahl für Diabetiker. Genießen Sie sie frisch als Teil einer ausgewogenen Ernährung. Vermeiden Sie Dosen- oder gesüßte Varianten, um zusätzlichen Zucker zu reduzieren.

Mandarinen (In Sirup konserviert)

Glykämischer Index: 47 (niedrig)

Glykämische Last: 4,2 (niedrig)

Kohlenhydratgehalt: 9,57 g

Proteingehalt: 0,62 g

Ballaststoffgehalt: 0,7 g

Vorteile des Lebensmittels

Mandarinen enthalten Vitamin C, das ein starkes Immunsystem unterstützt und gesunde Haut fördert. Sie liefern zudem kleine Mengen an Kalium, das wichtig für gesunde Muskeln und ein starkes Herz ist. Obwohl sie einige Antioxidantien bieten, sind die Werte aufgrund der Verarbeitung im Vergleich zu frischen Mandarinen reduziert.

Abschließender Hinweis

In Maßen essen. Obwohl Mandarinen in Sirup einige Nährstoffe enthalten, erhöht der zugesetzte Sirup den Zuckergehalt, was sie weniger geeignet für die Diabeteskontrolle macht. Wenn möglich, frische oder ungesüßte Mandarinen verwenden.

Mandelmilch (ungesüßt)

Glykämischer Index: 30 (niedrig)

Glykämische Last: 3,9 (niedrig)

Kohlenhydratgehalt: 0,67 g

Proteingehalt: 0,66 g

Ballaststoffgehalt: 0,75 g

Vorteile des Lebensmittels

Mandelmilch ist eine diabetesfreundliche Alternative zu Kuhmilch, da sie wenig Kalorien und Kohlenhydrate enthält. Angereicherte Varianten enthalten häufig Kalzium und Vitamin D, die die Knochengesundheit fördern. Mandeln enthalten herzgesunde Fette, die ebenfalls von Vorteil sein können.

Abschließender Hinweis

Sicher zu konsumieren. Mandelmilch ist eine hervorragende kohlenhydratarme Milchalternative. Um Blutzuckerspitzen durch zugesetzten Zucker zu vermeiden, sollten Sie ungesüßte Varianten wählen.

Mandeln

Glykämischer Index: 15 (niedrig)

Glykämische Last: 1,9 (niedrig)

Kohlenhydratgehalt: 21,6 g

Proteingehalt: 21,2 g

Ballaststoffgehalt: 12,5 g

Vorteile des Lebensmittels

Reich an herzgesunden einfach ungesättigten Fetten. Eine ausgezeichnete Quelle für Vitamin E, ein Antioxidans, das die Hautgesundheit fördert und das Immunsystem stärkt. Enthält Magnesium, das hilft, den Blutdruck und den Blutzucker zu kontrollieren.

Abschließender Hinweis

Sicher zu essen. Aufgrund ihres niedrigen GI und geringen Kohlenhydratgehalts sind Mandeln eine ausgezeichnete Wahl zur Blutzuckerkontrolle. Reich an Nährstoffen, können sie in Maßen zu Mahlzeiten hinzugefügt oder als Snack verzehrt werden.

Mandelöl

Glykämischer Index: 25 (niedrig)

Glykämische Last: 0,0 (niedrig)

Kohlenhydratgehalt: 0 g

Proteingehalt: 0 g

Ballaststoffgehalt: 0 g

Vorteile des Lebensmittels

Reich an einfach ungesättigten Fetten, die den LDL-Cholesterinspiegel (schlechtes Cholesterin) senken und die Herzgesundheit fördern. Enthält Vitamin E, ein starkes Antioxidans, das Zellen vor oxidativen Schäden schützt. Bei äußerlicher Anwendung können entzündungshemmende Eigenschaften die Hautgesundheit verbessern.

Abschließender Hinweis

In Maßen genießen. Kleine Mengen Mandelöl eignen sich hervorragend zum Kochen oder als Dressing, da es kalorienreich ist. Es ist eine gute Fettquelle für Menschen mit Diabetes, da es den Blutzuckerspiegel nicht beeinflusst.

Mandelpaste (zuckerfrei)

Glykämischer Index: 35 (niedrig)

Glykämische Last: 15,1 (mittel)

Kohlenhydratgehalt: 47,8 g

Proteingehalt: 9 g

Ballaststoffgehalt: 4,8 g

Vorteile des Lebensmittels

Lieferant essenzieller Nährstoffe wie Protein, Ballaststoffe und gesunde Fette, die helfen können, den Blutzuckerspiegel zu stabilisieren. Enthält Magnesium und Vitamin E, die gut für das Herz und die Blutzuckerkontrolle sind. Antioxidative Eigenschaften reduzieren Entzündungen und fördern die Zellgesundheit.

Abschließender Hinweis

In Maßen genießen. Zuckerfreie Mandelpaste ist eine kohlenhydratarme, diabetesfreundliche Wahl. Sie ist jedoch kalorienreich, daher sollten Sie auf Portionsgrößen achten, um übermäßigen Konsum zu vermeiden.

Maniok

Glykämischer Index: 55 (niedrig)

Glykämische Last: 20,9 (hoch)

Kohlenhydratgehalt: 38,1 g

Proteingehalt: 1,36 g

Ballaststoffgehalt: 1,8 g

Vorteile des Lebensmittels

Maniok ist eine gute Energiequelle durch seine kohlenhydratreichen Eigenschaften. Enthält Spuren von Vitamin C, das das Immunsystem unterstützt. Liefert resistente Stärke, die in abgekühltem, gekochtem Maniok stärker ausgeprägt ist und die Darmgesundheit sowie das Sättigungsgefühl fördern kann. Glutenfrei und somit für Menschen mit Glutenunverträglichkeit geeignet.

Abschließender Hinweis

In Maßen genießen. Je nach Zubereitung kann Maniok eine mittlere bis hohe glykämische Wirkung haben und ist kohlenhydratreich. Um einen niedrigeren glykämischen Index zu erhalten, sollte er gekocht werden. Vermeiden Sie verarbeitete oder frittierte Maniokprodukte, um Blutzuckerspitzen zu vermeiden.

Maracuja (Frisch)

Glykämischer Index: 30 (niedrig)

Glykämische Last: 6,9 (niedrig)

Kohlenhydratgehalt: 23,38 g

Proteingehalt: 2,2 g

Ballaststoffgehalt: 10,4 g

Vorteile des Lebensmittels

Die Maracuja ist reich an Antioxidantien wie Beta-Carotin, Vitamin C und Polyphenolen, die Zellen schützen und oxidative Schäden bekämpfen. Ihr hoher Ballaststoffgehalt fördert eine gesunde Darmfunktion und erleichtert die Verdauung. Durch die Kombination aus Ballaststoffen und Kalium hilft sie, den Blutdruck zu senken und den Cholesterinspiegel zu verbessern, was zur Herzgesundheit beiträgt. Vitamin C stärkt das Immunsystem, und Alkaloide können eine beruhigende und entspannende Wirkung haben, was sie zu einer vielseitigen und nahrhaften Wahl macht.

Abschließender Hinweis

Sicher zu essen. Maracuja ist kalorienarm und nährstoffreich und eignet sich hervorragend als Snack oder als Zutat für Mahlzeiten.

Margarine

Glykämischer Index: 0 (niedrig)

Glykämische Last: 0,0 (niedrig)

Kohlenhydratgehalt: 0,77 g

Proteingehalt: 0,31 g

Ballaststoffgehalt: 0 g

Vorteile des Lebensmittels

Margarine liefert Fett und ist oft mit Vitaminen wie A und D angereichert, was den Nährwert steigert. Je nach Sorte kann sie gesunde Omega-3- oder Omega-6-Fettsäuren enthalten, die die Herz- und Gehirngesundheit unterstützen. Einige Margarinen enthalten weniger gesättigte Fette als Butter und sind daher eine geeignete Alternative für Menschen, die herzgesunde Optionen suchen.

Abschließender Hinweis

In Maßen essen. Der hohe Fettgehalt von Margarine, insbesondere bei Varianten mit gehärteten Ölen oder Transfetten, kann das Risiko von Herzkrankheiten erhöhen. Wählen Sie herzgesunde oder trans-fettfreie Margarinen und vermeiden Sie übermäßigen Konsum in einer diabetesfreundlichen Ernährung.

Marmelade

Glykämischer Index: 51 (niedrig)

Glykämische Last: 47,5 (hoch)

Kohlenhydratgehalt: 68,69 g

Proteingehalt: 0,37 g

Ballaststoffgehalt: 1,1 g

Vorteile des Lebensmittels

Marmelade liefert kleine Mengen an vitaminen und Antioxidantien, die aus Früchten stammen, wie z. B. Phytonährstoffe und Vitamin C, die zur allgemeinen Gesundheit beitragen. Durch ihren natürlichen hohen Zuckergehalt ist sie eine schnelle Energiequelle, wenn nötig.

Abschließender Hinweis

Vermeidung empfohlen. Reguläre Marmelade enthält viel Zucker und kann den Blutzuckerspiegel stark erhöhen. Verwenden Sie sie nur in Maßen, z. B. als Aufstrich auf ballaststoffreichem Brot oder Crackern, und greifen Sie zu zuckerfreien oder zuckerreduzierten Alternativen mit natürlichen Süßstoffen.

Marmelade (Zuckerfrei)

Glykämischer Index: 30 (niedrig)

Glykämische Last: 22,2 (hoch)

Kohlenhydratgehalt: 26,9 g

Proteingehalt: 0,55 g

Ballaststoffgehalt: 2,2 g

Vorteile des Lebensmittels

Zuckerfreie Marmelade ist eine kalorienärmere Option, die als Brotaufstrich oder zum Verfeinern von Gerichten verwendet werden kann. Aus Zitrusfrüchten hergestellt, liefert sie eine kleine Menge Vitamin C, das die Immunabwehr unterstützt. Sie kann auch lösliche Ballaststoffe aus Zitrusschalen enthalten, die die Verdauung fördern und helfen, den Blutzuckerspiegel zu regulieren.

Abschließender Hinweis

In Maßen essen. Zuckerfreie Marmelade ist für Diabetiker besser geeignet als herkömmliche Varianten. Überprüfen Sie das Etikett, um sicherzustellen, dass keine künstlichen Süßstoffe enthalten sind, die Magenprobleme verursachen könnten. Kombinieren Sie sie mit Vollkornprodukten, um Blutzuckerspitzen zu reduzieren.

Mayonnaise

Glykämischer Index: 0 (niedrig)

Glykämische Last: 0,0 (niedrig)

Kohlenhydratgehalt: 23,9 g

Proteingehalt: 0,9 g

Ballaststoffgehalt: 0 g

Vorteile des Lebensmittels

Mayonnaise, die mit ungesättigten Ölen wie Raps- oder Olivenöl hergestellt wird, liefert gesunde Fette. Sie ist eine gute Quelle für Vitamin E, ein Antioxidans, das die Hautgesundheit fördert und das Immunsystem stärkt. Viele kommerzielle Sorten sind mit Vitamin K angereichert, was zusätzliche gesundheitliche Vorteile bietet.

Abschließender Hinweis

In Maßen essen. Trotz ihres geringen Kohlenhydratgehalts ist Mayonnaise kalorien- und fettreich. Wählen Sie Sorten ohne zugesetzten Zucker und mit gesunden Ölen. Verwenden Sie sie sparsam, besonders in Rezepten mit raffinierten Kohlenhydraten.

Meeresfrüchte (Austern, Garnelen, Muscheln)

Glykämischer Index: 0 (niedrig)

Glykämische Last: 0,0 (niedrig)

Kohlenhydratgehalt: 0,48 g

Proteingehalt: 15,6–20 g

Ballaststoffgehalt: 0 g

Vorteile des Lebensmittels

Meeresfrüchte sind eine reichhaltige Quelle hochwertiger Proteine, die das Muskelwachstum und die -reparatur unterstützen. Sie sind besonders gut für die Herzgesundheit geeignet, da sie Omega-3-Fettsäuren enthalten, die in Optionen wie Garnelen und Muscheln reichlich vorhanden sind. Mit wichtigen Nährstoffen wie Vitamin B12, Zink und Selen fördern sie die neurologische Funktion und stärken das Immunsystem. Sie sind kalorien- und fettarm und eignen sich daher gut für eine gewichtsbewusste Ernährung.

Abschließender Hinweis

Sicher zu essen. Kann als Teil einer ausgewogenen Ernährung genossen werden, aber achten Sie auf die Zubereitung. Backen, Dämpfen oder Grillen sind gesünder als Frittieren. Bei einer Allergie oder Empfindlichkeit gegenüber Schalentiere oder Meeresfrüchten den Verzehr einschränken.

Meerrettich

Glykämischer Index: 10 (niedrig)

Glykämische Last: 1,1 (niedrig)

Kohlenhydratgehalt: 11,3 g

Proteingehalt: 1,18 g

Ballaststoffgehalt: 3,3 g

Vorteile des Lebensmittels

Meerrettich enthält Verbindungen wie Glucosinolate, die potenziell krebshemmende und entgiftende Wirkungen haben können. Er ist reich an Antioxidantien, die oxidativen Stress bekämpfen und die Zellen schützen. Mit seinem niedrigen Kaloriengehalt kann er den Geschmack von Speisen verbessern, ohne den Blutzuckerspiegel erheblich zu beeinflussen. In moderaten Mengen kann er auch den Appetit anregen und die Verdauung fördern, was ihn zu einer vielseitigen Ergänzung einer ausgewogenen Ernährung macht.

Abschließender Hinweis

In Maßen genießen, es ist sicher. Meerrettich kann eine geschmackvolle Ergänzung sein, aber achten Sie darauf, Sorten ohne übermäßig viel Zucker oder Natrium zu wählen.

Milch

Glykämischer Index: 31 (niedrig)

Glykämische Last: 1,6 (niedrig)

Kohlenhydratgehalt: 6,86 g

Proteingehalt: 7,81 g

Vorteile des Lebensmittels

Milch ist eine hervorragende Quelle für Kalzium, das für starke und gesunde Knochen notwendig ist. Angereicherte Varianten liefern zudem Vitamin D, das die Knochendichte stärkt und die Immunfunktion unterstützt. Sie ist eine hochwertige Proteinquelle, die das Muskelwachstum und die Regeneration fördert. Außerdem enthält Milch Kalium, das eine Schlüsselrolle bei der Regulierung des Blutdrucks spielt.

Abschließender Hinweis

In Maßen essen. Wählen Sie fettarme oder entrahmte Milch, um Kalorien und Fett zu reduzieren, besonders wenn Sie Ihr Gewicht kontrollieren möchten. Bei Laktoseintoleranz sollten Sie auf pflanzliche Alternativen oder laktosefreie Produkte zurückgreifen.

Mohnsamen (Poppy Seeds)

Glykämischer Index: 35 (niedrig)

Glykämische Last: 9,8 (niedrig)

Kohlenhydratgehalt: 28,1 g

Proteingehalt: 18 g

Ballaststoffgehalt: 19,5 g

Vorteile des Lebensmittels

Mohnsamen sind reich an essenziellen Nährstoffen wie Eisen, Kalzium und Magnesium, die die allgemeine Gesundheit unterstützen. Sie enthalten gesunde Fette, darunter Omega-6-Fettsäuren, die die Herz- und Gehirngesundheit fördern. Ihr hoher Ballaststoffgehalt unterstützt eine gesunde Verdauung. Zusätzlich helfen Antioxidantien, oxidativen Stress zu bekämpfen und verbessern so den Nährwert.

Abschließender Hinweis

In Maßen essen. Sicher in einer ausgewogenen Ernährung, jedoch aufgrund ihres hohen Fettgehalts kalorienreich. Achten Sie auf Portionsgrößen.

Mungobohnen

Glykämischer Index: 25 (niedrig)

Glykämische Last: 15,8 (moderat)

Kohlenhydratgehalt: 62,6 g

Proteingehalt: 23,9 g

Ballaststoffgehalt: 16,3 g

Vorteile des Lebensmittels

Reich an Ballaststoffen fördern Mungobohnen eine gesunde Verdauung und helfen, den Blutzucker zu regulieren. Sie sind eine ausgezeichnete Quelle für pflanzliches Protein, das für Muskelreparatur und -erhalt wichtig ist. Sie liefern wichtige Vitamine und Mineralstoffe wie Kalium, Magnesium, Eisen und Folat, die zur allgemeinen Gesundheit beitragen. Darüber hinaus können ihre Antioxidantien Entzündungen reduzieren und die Zellgesundheit fördern.

Abschließender Hinweis

Sicher für den häufigen Verzehr. Mit ihrem niedrigen glykämischen Index, hohen Proteingehalt und Ballaststoffgehalt unterstützen Mungobohnen die Blutzuckerregulation und passen gut in eine diabetesfreundliche Ernährung. Ideal für Eintöpfe, Salate und Suppen.

Nektarine (Frisch)

Glykämischer Index: 35 (niedrig)

Glykämische Last: 4,1 (niedrig)

Kohlenhydratgehalt: 10,6 g

Proteingehalt: 1,06 g

Ballaststoffgehalt: 1,7 g

Vorteile des Lebensmittels

Nektarinen sind eine hervorragende Quelle für Vitamin C, das die Hautgesundheit fördert und die Immunfunktion stärkt. Sie sind reich an Antioxidantien wie Polyphenolen und Beta-Carotin, die die Zellgesundheit unterstützen und oxidativen Stress bekämpfen. Dank ihres Ballaststoffgehalts fördern sie die Verdauung und helfen, den Blutzuckerspiegel zu regulieren. Mit wenigen Kalorien sind sie eine ideale Wahl für das Gewichtsmanagement, während sie wichtige Nährstoffe liefern.

Abschließender Hinweis

Sicher zu essen. Nektarinen sind eine ausgezeichnete Wahl für einen nahrhaften Snack, aber wie bei allen Früchten ist die Kontrolle der Portionsgröße entscheidend, um die Gesamtzuckeraufnahme zu begrenzen.

Nieren (geschmort)

Glykämischer Index: 0 (niedrig)

Glykämische Last: 0,0 (niedrig)

Kohlenhydratgehalt: 0 g

Proteingehalt: 25,4 g

Ballaststoffgehalt: 0 g

Vorteile des Lebensmittels

Nieren sind eine hervorragende Quelle für hochwertiges Protein, das für Muskelwachstum und -reparatur unerlässlich ist. Sie enthalten wichtige Nährstoffe wie Folat, das die Zellfunktion unterstützt, Vitamin B12, das für die Nervengesundheit unerlässlich ist, und Eisen, das den Sauerstofftransport im Körper fördert. Darüber hinaus liefern sie Zink, ein Mineral, das eine Schlüsselrolle bei der Unterstützung eines gesunden Immunsystems spielt.

Abschließender Hinweis

Sicher zu essen. Nieren sind eine kohlenhydratarme, nährstoffreiche Mahlzeit, die in eine diabetesfreundliche Ernährung integriert werden kann. Aufgrund ihres hohen Cholesteringehalts sollten sie jedoch in Maßen genossen werden. Geschmorte Nieren sind eine großartige Ergänzung zu einer ausgewogenen Mahlzeit, am besten in Kombination mit Vollkornprodukten oder Gemüse für ein sättigendes Gericht.

Olivenöl

Glykämischer Index: 0 (niedrig)

Glykämische Last: 0,0 (niedrig)

Kohlenhydratgehalt: 0 g

Proteingehalt: 0 g

Ballaststoffgehalt: 0 g

Vorteile des Lebensmittels

Olivenöl ist reich an einfach ungesättigten Fetten, die die Herzgesundheit unterstützen und gesunde Cholesterinwerte fördern. Es enthält auch Antioxidantien wie Polyphenole und Vitamin E, die Zellen vor Schäden schützen und das allgemeine Wohlbefinden fördern. Mit seinen entzündungshemmenden Eigenschaften kann es helfen, chronische Erkrankungen zu bewältigen, und ist eine wertvolle Ergänzung für eine ausgewogene Ernährung.

Abschließender Hinweis

Sicher zu essen. Olivenöl ist ein gutes Fett und sollte Teil einer ausgewogenen Ernährung sein. Aufgrund seiner hohen Kaloriendichte sollte es jedoch sparsam verwendet werden. Verwenden Sie extra natives Olivenöl, um die meisten Nährstoffe zu erhalten.

Omelette

Glykämischer Index: 49 (niedrig)

Glykämische Last: 7,3 (niedrig)

Kohlenhydratgehalt: 0,6 g

Proteingehalt: 11 g

Ballaststoffgehalt: 0 g

Vorteile des Lebensmittels

Ein Omelett ist eine ausgezeichnete Quelle für hochwertiges Protein, das für den Muskelaufbau und die -reparatur unerlässlich ist. Es ist reich an wichtigen Nährstoffen wie Eisen, Selen sowie den Vitaminen B12 und D, die zur allgemeinen Gesundheit beitragen. Das Hinzufügen von nährstoffreichen Gemüsesorten erhöht den Ballaststoff- und Antioxidantiengehalt, wodurch es zu einer ausgewogenen Mahlzeit wird. Vielseitig und einfach zuzubereiten, passt es in jede Mahlzeit des Tages.

Abschließender Hinweis

Sicher zu essen. Omeletts sind eine gesunde Ergänzung zu den meisten Ernährungsplänen. Verwenden Sie beim Kochen Gemüse und wenig Öl (wie Olivenöl), um die gesundheitlichen Vorteile zu maximieren. Vermeiden Sie übermäßigen Käse oder verarbeitete Fleischsorten.

Orange (Apfelsine)

Glykämischer Index: 35 (niedrig)

Glykämische Last: 4,1 (niedrig)

Kohlenhydratgehalt: 11,78 g

Proteingehalt: 0,92 g

Ballaststoffgehalt: 2,2 g

Vorteile des Lebensmittels

Orangen sind eine ausgezeichnete Quelle für Vitamin C, das die Funktion des Immunsystems und die Hautgesundheit unterstützt. Sie enthalten Carotinoide und Flavonoide, Antioxidantien, die vor oxidativem Stress schützen. Reich an Kalium, fördern sie die Herzgesundheit und helfen, den Blutdruck zu regulieren. Durch ihren hohen Wassergehalt unterstützen sie die Hydration, während die Ballaststoffe die Verdauung fördern und möglicherweise den Blutzuckerspiegel regulieren.

Abschließender Hinweis

Sicher zu essen. Orangen sind eine schmackhafte und gesunde Frucht, die täglich verzehrt werden kann. Vermeiden Sie jedoch übermäßigen Konsum von Orangensaft, da dieser viel Zucker enthalten und wenig Ballaststoffe haben kann.

Orangensaft (Frisch, Ungesüßt)

Glykämischer Index: 45 (niedrig)

Glykämische Last: 4,8 (niedrig)

Kohlenhydratgehalt: 10,17 g

Proteingehalt: 0,77 g

Ballaststoffgehalt: 0,3 g

Vorteile des Lebensmittels

Frischer Orangensaft ist reich an Vitamin C, das ein starkes Immunsystem fördert und für gesunde, strahlende Haut sorgt. Er enthält Kalium, das für die Herzgesundheit und die Aufrechterhaltung des Flüssigkeitshaushalts im Körper essenziell ist. Zusätzlich liefert er Folat, ein Nährstoff, der für die DNA-Synthese und das Zellwachstum wichtig ist. Natürliche Antioxidantien wie Hesperidin und Flavonoide können Entzündungen reduzieren und vor oxidativem Stress schützen.

Abschließender Hinweis

In Maßen konsumieren. Orangensaft ist gesund, enthält jedoch nicht die Ballaststoffe ganzer Orangen, und ein übermäßiger Konsum kann den Blutzuckerspiegel erhöhen. Wählen Sie frischen, ungesüßten Saft anstelle von verarbeiteten Varianten.

Oregano (Frisch oder Getrocknet)

Glykämischer Index: 5 (niedrig)

Glykämische Last: 3,2 (niedrig)

Kohlenhydratgehalt: 68,9 g

Proteingehalt: 9 g

Ballaststoffgehalt: 42,5 g

Vorteile des Lebensmittels

Oregano ist reich an starken Antioxidantien wie Rosmarinsäure und Thymol, die oxidativen Stress bekämpfen und die allgemeine Gesundheit fördern. Seine entzündungshemmenden Eigenschaften können das Immunsystem stärken und Entzündungen reduzieren. Zudem hat es antimikrobielle Wirkungen, die das Wachstum bestimmter Bakterien und Pilze hemmen können. Es unterstützt die Verdauung, fördert die Darmgesundheit und kann Blähungen lindern. Außerdem liefert es wichtige Nährstoffe wie Eisen, Kalzium, Mangan und Vitamin K.

Abschließender Hinweis

Sicher zu essen. Oregano verleiht Gerichten Geschmack, ohne viele Kalorien oder Zucker hinzuzufügen, und unterstützt durch seine entzündungshemmenden und antioxidativen Eigenschaften das Wohlbefinden.

Paprika (Süße Paprika)

Glykämischer Index: 15 (niedrig)

Glykämische Last: 0,8 (niedrig)

Kohlenhydratgehalt: 6,03 g

Proteingehalt: 0,99 g

Ballaststoffgehalt: 2,1 g

Vorteile des Lebensmittels

Paprika ist reich an Vitamin C, das die Immunfunktion unterstützt und für gesunde, strahlende Haut sorgt. Sie enthält leistungsstarke Antioxidantien wie Flavonoide und Beta-Carotin, die vor oxidativen Schäden schützen. Mit ihrem niedrigen Kaloriengehalt ist sie eine ausgezeichnete Wahl für die Gewichtskontrolle. Zudem liefert sie eine Vielzahl von Nährstoffen wie Kalium und die Vitamine A, E und B6, die zur allgemeinen Gesundheit beitragen.

Abschließender Hinweis

Sicher zu essen. Paprika ist durch ihren niedrigen glykämischen Index, den Ballaststoffgehalt und ihre Nährstoffvorteile eine großartige Ergänzung zu einer diabetesfreundlichen Ernährung.

Pasta (Regulär, Gekocht)

Glykämischer Index: 50 (niedrig)

Glykämische Last: 15,4 (moderat)

Kohlenhydratgehalt: 30,68 g

Proteingehalt: 5,76 g

Ballaststoffgehalt: 1,8 g

Vorteile des Lebensmittels

Dank ihres hohen Kohlenhydratgehalts liefert Pasta eine gleichmäßige und anhaltende Energiequelle. Ihre Vielseitigkeit macht sie zu einer hervorragenden Basis für ausgewogene Mahlzeiten, insbesondere in Kombination mit nährstoffreichen Gemüsesorten, magerem Eiweiß und gesunden Fetten. Mit ihrem geringen Fettgehalt ist sie auch für fettarme Diäten geeignet. Übermäßiger Konsum oder die Kombination mit kalorienreichen Soßen kann jedoch zu Gewichtszunahme führen. Die Wahl von Vollkorn-Varianten oder Alternativen erhöht den Ballaststoff- und Nährstoffgehalt für eine gesündere Wahl.

Abschließender Hinweis

In Maßen genießen. Reguläre Pasta entfaltet ihre gesundheitlichen Vorteile am besten, wenn sie mit einer Vielzahl nährstoffreicher Lebensmittel kombiniert wird.

Pepino-Melone

Glykämischer Index: 40 (niedrig)

Glykämische Last: 8,0 (niedrig)

Kohlenhydratgehalt: 5 g

Proteingehalt: 0,6 g

Ballaststoffgehalt: 1 g

Vorteile des Lebensmittels

Mit wenig Kalorien ist die Pepino-Melone eine ausgezeichnete Wahl für das Gewichtsmanagement. Sie ist reich an Vitaminen, darunter Beta-Carotin und Vitamin C, die die Immunfunktion und Hautgesundheit unterstützen. Dank ihres hohen Wassergehalts hilft sie, den Körper hydratisiert zu halten. Ihr moderater Ballaststoffgehalt unterstützt zudem die Verdauung und macht sie zu einer nahrhaften und erfrischenden Option.

Abschließender Hinweis

Sicher zu essen. Eine nährstoffreiche und erfrischende Frucht, die am besten als Teil einer ausgewogenen Ernährung genossen wird.

Pesto (Soße)

Glykämischer Index: 15 (niedrig)

Glykämische Last: 0,9 (niedrig)

Kohlenhydratgehalt: 5,67 g

Proteingehalt: 8,61 g

Ballaststoffgehalt: 1 g

Vorteile des Lebensmittels

Pesto enthält herzgesunde Fette aus Mandeln und Olivenöl, was es zu einer nahrhaften Ergänzung macht. Es ist reich an Antioxidantien und Vitamin E, dank Zutaten wie Knoblauch und Basilikum. Seine vielseitige Geschmacksverstärkung verbessert Gerichte, ohne auf raffinierten Zucker angewiesen zu sein. Zudem bieten Zutaten wie Olivenöl und Knoblauch entzündungshemmende Vorteile, die die Gesundheit fördern und Entzündungen reduzieren.

Abschließender Hinweis

Sicher zu essen. Achten Sie jedoch auf die Portionsgrößen, da Pesto aufgrund seines Fettgehalts kalorienreich sein kann. Für die besten gesundheitlichen Vorteile verwenden Sie frisches, zuckerfreies Pesto.

Petersilie (Frisch)

Glykämischer Index: 15 (niedrig)

Glykämische Last: 0,9 (niedrig)

Kohlenhydratgehalt: 6,33 g

Proteingehalt: 2,79 g

Ballaststoffgehalt: 3,3 g

Vorteile des Lebensmittels

Petersilie ist reich an Antioxidantien wie den Vitaminen A und C sowie Flavonoiden, die die Zellgesundheit unterstützen und vor oxidativem Stress schützen. Sie liefert Vitamin K, das eine entscheidende Rolle bei der Erhaltung der Knochendichte spielt und die Knochengesundheit fördert. Ihre entzündungshemmenden Eigenschaften können helfen, Entzündungen zu reduzieren, und ihre verdauungsfördernden Vorteile können Blähungen lindern und die Darmgesundheit verbessern. Außerdem unterstützt der hohe Folatgehalt die Herzgesundheit und die Funktion des Herz-Kreislauf-Systems.

Abschließender Hinweis

Sicher zu essen. Petersilie ist ein nährstoffreiches Kraut, das den Geschmack und den Nährwert von Speisen verbessern kann. Für optimale gesundheitliche Vorteile verwenden Sie frische Petersilie.

Pfirsich (Frisch)

Glykämischer Index: 35 (niedrig)

Glykämische Last: 4,0 (niedrig)

Kohlenhydratgehalt: 10,1 g

Proteingehalt: 0,91 g

Ballaststoffgehalt: 1,5 g

Vorteile des Lebensmittels

Frische Pfirsiche sind reich an den Vitaminen C und A, die eine entscheidende Rolle bei der Erhaltung einer gesunden Sehkraft und eines starken Immunsystems spielen. Sie enthalten Beta-Carotin und andere Antioxidantien, die freie Radikale bekämpfen und den Körper vor oxidativem Stress schützen. Ihr Ballaststoffgehalt fördert die Verdauungsgesundheit und unterstützt eine gut funktionierende Darmflora. Kalorienarm und natürlich hydratisierend sind sie ein süßer und erfrischender Snack, der perfekt zu einem gesunden Lebensstil passt.

Abschließender Hinweis

In Maßen genießen. Frische Pfirsiche sind sicher für Menschen mit Typ-2-Diabetes und bieten eine gesunde Möglichkeit, die Lust auf Süßes zu stillen.

Pfirsich (In Sirup Eingelegt)

Glykämischer Index: 55 (niedrig)

Glykämische Last: 8,1 (niedrig)

Kohlenhydratgehalt: 13,59 g

Proteingehalt: 0,4 g

Ballaststoffgehalt: 1,2 g

Vorteile des Lebensmittels

Eingemachte Pfirsiche bieten eine praktische Alternative, da sie das ganze Jahr über verfügbar sind und sich leicht in verschiedene Snacks und Desserts integrieren lassen. Ihre natürliche Süße verleiht vielen Rezepten Geschmack. Allerdings enthalten sie durch den Sirup viele zugesetzte Zucker, die zu Blutzuckerspitzen führen können. Die Verarbeitung kann zudem den Gehalt an Vitaminen und Mineralien verringern, was sie weniger nährstoffreich im Vergleich zu frischen Alternativen macht.

Abschließender Hinweis

Zu vermeiden oder nur in Maßen genießen. Wegen des hohen Zuckeranteils im Sirup ist Vorsicht geboten. Für eine gesündere Alternative sollten Pfirsiche in natürlichem Saft oder Wasser gewählt werden.

Pflaumen (getrocknet)

Glykämischer Index: 40 (niedrig)

Glykämische Last: 25,6 (hoch)

Kohlenhydratgehalt: 63,88 g

Proteingehalt: 2,18 g

Ballaststoffgehalt: 7,1 g

Vorteile des Lebensmittels

Getrocknete Pflaumen sind ballaststoffreich und unterstützen die Verdauung, indem sie Verstopfung lindern. Sie sind eine großartige Quelle für Antioxidantien wie phenolische Verbindungen, die Zellen vor Schäden schützen. Mit Nährstoffen wie Bor und Vitamin K fördern sie starke und gesunde Knochen. Ihre natürlichen Zucker bieten einen schnellen Energieschub und machen sie zu einer praktischen und nahrhaften Wahl.

Abschließender Hinweis

In Maßen essen. Für Menschen mit Diabetes ist die Portionskontrolle wegen des natürlichen Zuckergehalts entscheidend.

Pflaumen (Plums)

Glykämischer Index: 35 (niedrig)

Glykämische Last: 3,9 (niedrig)

Kohlenhydratgehalt: 13,5 g

Proteingehalt: 0,58 g

Ballaststoffgehalt: 1,3 g

Vorteile des Lebensmittels

Pflaumen sind reich an Antioxidantien wie phenolischen Verbindungen und Vitamin C, die dabei helfen, oxidativen Stress zu bekämpfen und Zellen zu schützen. Ihr Ballaststoffgehalt fördert die Verdauungsgesundheit und unterstützt regelmäßige Darmbewegungen. Mit ihrem Kaliumgehalt tragen sie zur Aufrechterhaltung eines normalen Blutdrucks und zur Herzgesundheit bei. Darüber hinaus enthalten Pflaumen Verbindungen, die die Knochendichte erhalten können, was besonders für ältere Menschen von Vorteil ist.

Abschließender Hinweis

In Maßen essen. Sicher für Menschen mit Diabetes. Um die Zuckeraufnahme zu verlangsamen, kombinieren Sie sie mit Protein oder gesunden Fetten.

Physalis

Glykämischer Index: 15 (niedrig)

Glykämische Last: 0,6 (niedrig)

Kohlenhydratgehalt: 11,2 g

Proteingehalt: 1,9 g

Ballaststoffgehalt: 0 g

Vorteile des Lebensmittels

Physalis ist reich an Antioxidantien wie Carotinoiden und Polyphenolen, die Zellen vor oxidativem Stress und Schäden schützen. Ihr hoher Vitamin-C-Gehalt stärkt das Immunsystem und fördert eine gesunde Haut. Als gute Quelle für Ballaststoffe reguliert sie den Blutzuckerspiegel und unterstützt die Verdauungsgesundheit. Mit ihrem niedrigen Kaloriengehalt liefert sie Energie, ohne die Kalorienzufuhr zu stark zu erhöhen, und ist damit eine ausgezeichnete Wahl für einen gesunden Snack.

Abschließender Hinweis

Sicher zu essen. Besonders frisch ist Physalis eine gesunde Option für die Blutzuckerkontrolle dank ihres niedrigen glykämischen Indexes und ihrer geringen glykämischen Last.

Pilze

Glykämischer Index: 15 (niedrig)

Glykämische Last: 0,8 (niedrig)

Kohlenhydratgehalt: 4,13 g

Proteingehalt: 2,9 g

Ballaststoffgehalt: 1,7 g

Vorteile des Lebensmittels

Pilze sind eine hervorragende Wahl zur Regulierung des Blutzuckerspiegels, da sie extrem kohlenhydratarm sind. Sie sind reich an B-Vitaminen wie Riboflavin, Niacin und Pantothensäure, die die Gehirnfunktion und die Energieproduktion unterstützen. Pilze enthalten starke Antioxidantien wie Selen und Ergothionein, die oxidativen Stress reduzieren können. Sie liefern Spurenelemente wie Kalium und Kupfer, die für die Herzgesundheit und das Immunsystem wichtig sind. Kalorienarm, aber nährstoffreich, sind sie ideal für Gewichtskontrolle.

Abschließender Hinweis

Sicher für den häufigen Verzehr. Pilze sind eine diabetesfreundliche Zutat, die Gerichte mit Geschmack und Nährstoffen bereichert, ohne den Blutzuckerspiegel wesentlich zu beeinflussen.

Pinienkerne (Pine Nuts)

Glykämischer Index: 15 (niedrig)

Glykämische Last: 1,9 (niedrig)

Kohlenhydratgehalt: 18,6 g

Proteingehalt: 15,7 g

Ballaststoffgehalt: 3,9 g

Vorteile des Lebensmittels

Pinienkerne sind reich an herzgesunden einfach ungesättigten Fetten, die das Herz-Kreislauf-System unterstützen. Sie enthalten wichtige Mineralien und Vitamine wie Eisen, Magnesium, Zink und Vitamin E, die die Energieproduktion fördern, die Hautgesundheit verbessern und das Immunsystem stärken. Dank ihres hohen Proteins- und Fettgehalts fördern Pinienkerne das Sättigungsgefühl und unterstützen die Appetitkontrolle sowie das Gewichtsmanagement. Zudem enthalten sie Lutein, das die Augengesundheit unterstützt und möglicherweise vor Makuladegeneration schützt.

Abschließender Hinweis

In Maßen essen. Trotz ihrer gesundheitlichen Vorteile sollten Pinienkerne aufgrund ihrer hohen Kaloriendichte nur begrenzt verzehrt werden. Personen mit Nussallergien sollten Vorsicht walten lassen, da Pinienkerne allergische Reaktionen auslösen können.

Pistazien

Glykämischer Index: 15 (niedrig)

Glykämische Last: 4,2 (niedrig)

Kohlenhydratgehalt: 27,2 g

Proteingehalt: 20,2 g

Ballaststoffgehalt: 10,6 g

Vorteile des Lebensmittels

Pistazien sind reich an herzgesunden einfach und mehrfach ungesättigten Fetten, die das Herz-Kreislauf-System fördern. Sie liefern pflanzliches Protein, das für den Erhalt und die Regeneration der Muskeln notwendig ist. Dank Antioxidantien wie Zeaxanthin und Lutein unterstützen Pistazien die Augengesundheit. Ihr hoher Ballaststoffgehalt und niedriger glykämischer Index machen sie zu einer ausgezeichneten Wahl zur Regulierung des Blutzuckerspiegels. Zudem sind sie reich an Nährstoffen wie Kupfer, Mangan, Phosphor und Vitamin B6, die die allgemeine Gesundheit fördern.

Abschließender Hinweis

In Maßen essen. Pistazien sind ein großartiger Snack, sollten jedoch aufgrund ihres Kaloriengehalts in kontrollierten Portionen genossen werden. Verwenden Sie ungesalzene Varianten, um den Natriumgehalt zu minimieren.

Popcorn

Glykämischer Index: 55 (niedrig)

Glykämische Last: 40,7 (hoch)

Kohlenhydratgehalt: 74 g

Proteingehalt: 11 g

Ballaststoffgehalt: 1 g

Vorteile des Lebensmittels

Luftgepoppte Snacks wie Popcorn sind ballaststoffreich, fördern das Sättigungsgefühl und unterstützen die Verdauung. Als kalorienarme Option ist es ein ausgezeichneter Snack für diejenigen, die auf ihre Kalorienzufuhr achten. Zusätzlich liefert der Gehalt an Polyphenolen Antioxidantien, die oxidativen Stress bekämpfen und das allgemeine Wohlbefinden fördern.

Abschließender Hinweis

In Maßen essen. Nur wenn luftgepufft ohne Zuckerzusatz, Butter oder Öl. Vermeiden Sie aromatisierte oder vorverpackte Varianten mit hohen Fett- oder Zuckerzusätzen.

Pumpernickelbrot

Glykämischer Index: 45 (niedrig)

Glykämische Last: 21,6 (hoch)

Kohlenhydratgehalt: 47,5 g

Proteingehalt: 8,7 g

Ballaststoffgehalt: 6,5 g

Vorteile des Lebensmittels

Pumpernickelbrot hat nur geringe Auswirkungen auf den Blutzuckerspiegel, was zu einer stabilen Energieversorgung über den Tag beiträgt. Sein hoher Ballaststoffgehalt unterstützt die Verdauung und sorgt für ein längeres Sättigungsgefühl. Es ist reich an essenziellen Mineralien wie Eisen, Mangan und Selen, die die allgemeine Gesundheit fördern. Hergestellt aus Vollkorn, unterstützt es die Herzgesundheit und fördert eine gute kardiovaskuläre Funktion.

Abschließender Hinweis

In Maßen essen. Sein hoher Ballaststoffgehalt und niedriger glykämischer Index machen es ideal für diabetikerfreundliche Mahlzeiten.

Quark (Natur, ungesüßter Joghurt)

Glykämischer Index: 45 (niedrig)

Glykämische Last: 10,3 (niedrig)

Kohlenhydratgehalt: 4,6 g

Proteingehalt: 11,6 g

Vorteile des Lebensmittels

Reich an Probiotika, die die Verdauung und die Darmgesundheit fördern. Eine ausgezeichnete Quelle für Vitamin D und Kalzium für starke Zähne und Knochen. Enthält Protein, das die Muskelregeneration fördert und das Sättigungsgefühl unterstützt. Der niedrige glykämische Index hilft bei der Blutzuckerkontrolle.

Abschließender Hinweis

Sicher zu essen. Quark ist ungesüßt und naturbelassen für Diabetiker geeignet. Vermeiden Sie gesüßte oder aromatisierte Varianten, da diese zusätzlichen Zucker enthalten können. Kombinieren Sie ihn mit frischem Obst, Nüssen oder Samen, um zusätzliche Ballaststoffe und Nährstoffe zu erhalten.

Quinoa (gekocht)

Glykämischer Index: 35 (niedrig)

Glykämische Last: 7,3 (niedrig)

Kohlenhydratgehalt: 21,3 g

Proteingehalt: 4,4 g

Ballaststoffgehalt: 2,8 g

Vorteile des Lebensmittels

Quinoa ist eine hochwertige Eiweißquelle, die alle neun essenziellen Aminosäuren enthält, und somit ein vollständiges Protein. Ihr hoher Ballaststoffgehalt hilft, den Blutzuckerspiegel zu stabilisieren, und unterstützt eine gesunde Verdauung. Quinoa ist von Natur aus glutenfrei und daher eine ausgezeichnete Wahl für Menschen mit Zöliakie oder Glutenunverträglichkeit. Reich an B-Vitaminen, Eisen, Zink und Magnesium, ist Quinoa extrem nährstoffreich. Sie wird häufig als Ersatz für Reis oder in Salaten und Suppen verwendet, wobei Portionierung wichtig ist, um übermäßige Kohlenhydrataufnahme zu vermeiden.

Abschließender Hinweis

In Maßen essen. Quinoa ist eine großartige Ergänzung zu einer ausgewogenen Ernährung für das Diabetesmanagement.

Quinoa-Mehl

Glykämischer Index: 40 (niedrig)

Glykämische Last: 22,9 (hoch)

Kohlenhydratgehalt: 69,5 g

Proteingehalt: 11,9 g

Ballaststoffgehalt: 6,3 g

Vorteile des Lebensmittels

Quinoa-Mehl ist reich an essenziellen Nährstoffen, darunter Ballaststoffe, Eisen, Magnesium und alle wichtigen Aminosäuren, die der Körper benötigt. Seine glutenfreie Natur macht es zu einer idealen Wahl für Menschen mit Zöliakie oder Glutenunverträglichkeit. Reich an Antioxidantien enthält es bioaktive Verbindungen, die Entzündungen reduzieren und die allgemeine Gesundheit fördern. Der hohe Ballaststoffgehalt trägt nicht nur zur Stabilisierung des Blutzuckerspiegels bei, sondern unterstützt auch die Verdauung. Es kann beim Backen oder zum Andicken von Suppen und Saucen verwendet werden, wobei die Portionsgrößen kontrolliert werden sollten, um die Kohlenhydratzufuhr im Blick zu behalten.

Abschließender Hinweis

In Maßen essen. Eine gesunde, glutenfreie Mehlalternative für Diabetiker.

Quitte

Glykämischer Index: 35 (niedrig)

Glykämische Last: 3,4 (niedrig)

Kohlenhydratgehalt: 15,3 g

Proteingehalt: 0,4 g

Ballaststoffgehalt: 1,9 g

Vorteile des Lebensmittels

Quitten sind reich an Antioxidantien wie phenolischen Verbindungen und Vitamin C, die freie Radikale neutralisieren und Zellen schützen. Ihr hoher Ballaststoffgehalt unterstützt ein gesundes Verdauungssystem und fördert die Darmgesundheit. Zusätzlich können ihre entzündungshemmenden Eigenschaften dazu beitragen, Entzündungen im Körper zu reduzieren. Aufgrund ihrer natürlichen Säure werden Quitten meist gekocht, doch sollte beim Zubereiten darauf geachtet werden, nicht zu viel Zucker hinzuzufügen, um die gesundheitlichen Vorteile zu bewahren.

Abschließender Hinweis

Sicher zu essen. Quitten sind eine großartige Ergänzung zu einer diabetikerfreundlichen Ernährung, besonders in Eintöpfen, ungesüßten Marmeladen oder Backwaren.

Ratatouille (Gekochtes Gemüsegericht)

Glykämischer Index: 20 (niedrig)

Glykämische Last: 1,0 (niedrig)

Kohlenhydratgehalt: 5,77 g

Proteingehalt: 1,09 g

Ballaststoffgehalt: 1,9 g

Vorteile des Lebensmittels

Dieses gemüsebasierte Gericht ist nährstoffreich und enthält viele Antioxidantien, Kalium und wichtige Vitamine wie A, C und K dank Zutaten wie Paprika, Tomaten, Zwiebeln, Auberginen und Zucchini. Es ist kalorienarm und unterstützt das Gewichtsmanagement, während es eine nahrhafte Ergänzung zu einer ausgewogenen Ernährung darstellt. Der hohe Ballaststoffgehalt fördert die gesunde Verdauung und hilft, den Blutzuckerspiegel zu regulieren. Mit Olivenöl zubereitet, das reich an herzgesunden einfach ungesättigten Fettsäuren ist, unterstützt es zudem die kardiovaskuläre Gesundheit. Um die gesundheitlichen Vorteile zu maximieren, sollte der Zusatz von Salz und fettreichen Zutaten begrenzt werden. In Kombination mit nahrhaften Getreidesorten wie braunem Reis oder Quinoa ergibt es eine vollwertige Mahlzeit.

Abschließender Hinweis

Sicher zu essen. Wenn mit wenig zusätzlichem Zucker und Fett zubereitet, ist dieses Gericht für Diabetiker geeignet. Dank seines hohen Ballaststoffgehalts und der niedrigen glykämischen Last ist es eine nahrhafte Option für viele Ernährungsweisen.

Rettich (roh)

Glykämischer Index: 15 (niedrig)

Glykämische Last: 0,5 (niedrig)

Kohlenhydratgehalt: 3,4 g

Proteingehalt: 0,68 g

Ballaststoffgehalt: 1,6 g

Vorteile des Lebensmittels

Rettich ist kalorienarm und daher ideal für die Gewichtskontrolle. Er ist reich an Antioxidantien wie Anthocyanen, die die allgemeine Gesundheit unterstützen. Mit einem guten Anteil an Ballaststoffen hilft er, den Blutzuckerspiegel zu regulieren und die Darmgesundheit zu fördern. Reich an Vitamin C stärkt er das Immunsystem und fördert die Hautgesundheit. Vielseitig und praktisch kann Rettich in Salaten, als Snack oder gekocht, eingelegt oder roh genossen werden.

Abschließender Hinweis

Sicher zu essen. Rettich ist für Diabetiker und andere, die kohlenhydratarme Gemüse in ihre Ernährung integrieren möchten, sicher und vorteilhaft. Regelmäßiger Verzehr bringt weitere gesundheitliche Vorteile.

Rhabarber (Roh)

Glykämischer Index: 15 (niedrig)

Glykämische Last: 0,4 (niedrig)

Kohlenhydratgehalt: 4,54 g

Proteingehalt: 0,9 g

Ballaststoffgehalt: 1,8 g

Vorteile des Lebensmittels

Rhabarber ist reich an Polyphenolen, Antioxidantien, die Entzündungen reduzieren und das allgemeine Wohlbefinden fördern können. Er ist eine gute Quelle für Vitamin K und Kalzium, die zur Erhaltung starker Knochen beitragen. Der Ballaststoffgehalt fördert die Verdauung, indem er regelmäßige Darmbewegungen unterstützt. Mit seinem niedrigen Kaloriengehalt ist Rhabarber eine figurfreundliche Ergänzung für jede Ernährung. Der Verzehr der Blätter sollte vermieden werden, da sie Oxalsäure enthalten, die schädlich sein kann. Für eine gesündere Zubereitung sollte Rhabarber mit Gewürzen oder zuckerarmen Süßungsmitteln kombiniert werden.

Abschließender Hinweis

Sicher zu essen. Ohne zusätzlichen Zucker gekocht, ist Rhabarber ein nährstoffreiches Lebensmittel mit niedrigem GI, das ideal für Diabetiker ist.

Rinderhirn

Glykämischer Index: 0 (niedrig)

Glykämische Last: 0,0 (niedrig)

Kohlenhydratgehalt: 1,05 g

Proteingehalt: 10,9 g

Ballaststoffgehalt: 0 g

Vorteile des Lebensmittels

Reich an essenziellen Nährstoffen wie Vitamin B12 und B5, die die Nervenaktivität, die Energieproduktion und die Gehirngesundheit fördern. Enthält viele Phospholipide und Omega-3-Fettsäuren, die entzündungshemmend wirken und die kognitive Funktion unterstützen können. Eisen und Selen sind ebenfalls wichtig für die Produktion roter Blutkörperchen und die Immunfunktion.

Abschließender Hinweis

In Maßen genießen. Rinderhirn ist reich an Cholesterin, enthält jedoch auch wichtige Nährstoffe. Der gelegentliche Verzehr kann für mehr Abwechslung in der Ernährung von Diabetikern sorgen, jedoch ist Mäßigung aufgrund möglicher Auswirkungen auf die Herzgesundheit wichtig.

Rindfleisch (Steak)

Glykämischer Index: 0 (niedrig)

Glykämische Last: 0,0 (niedrig)

Kohlenhydratgehalt: 0 g

Proteingehalt: 20,1 g

Vorteile des Lebensmittels

Reich an Protein, das die Gewebereparatur, die Muskelgesundheit und ein lang anhaltendes Sättigungsgefühl fördert. Hervorragende Quelle für Eisen, Zink und B-Vitamine, insbesondere B12, die die Bildung roter Blutkörperchen, den Energiestoffwechsel und die Immunfunktion unterstützen. Je nach Schnitt enthält es gesunde Fette wie konjugierte Linolsäure (CLA), die entzündungshemmende Eigenschaften haben kann.

Abschließender Hinweis

In Maßen genießen. Steak ist eine gesunde Proteinquelle für das Diabetesmanagement, da es einen niedrigen GI hat und den Blutzucker nicht beeinflusst. Um die Fettaufnahme auszugleichen, wählen Sie magere Fleischsorten und achten Sie auf die Portionsgrößen.

Roggenflocken

Glykämischer Index: 50 (niedrig)

Glykämische Last: 27,9 (hoch)

Kohlenhydratgehalt: 77,2 g

Proteingehalt: 8,4 g

Ballaststoffgehalt: 13,7 g

Vorteile des Lebensmittels

Roggenflocken sind eine hervorragende Quelle für lösliche Ballaststoffe, die die Verdauung unterstützen und den Blutzuckerspiegel regulieren. Diese Ballaststoffe tragen auch zur Herzgesundheit bei, indem sie helfen, den Cholesterinspiegel zu senken. Mit einem niedrigen glykämischen Index fördern Roggenflocken einen stabilen Blutzuckerspiegel und liefern anhaltende Energie. Sie sind auch eine gute Quelle für pflanzliches Protein, das das Muskelwachstum und andere wichtige Körperfunktionen unterstützt. Mit Mikronährstoffen wie Eisen, Magnesium und Zink sowie B-Vitaminen wie Niacin und Folat bieten Roggenflocken eine nährstoffreiche Ergänzung zu einer ausgewogenen Ernährung.

Abschließender Hinweis

Sicher zu essen. Roggenflocken sind ein nährstoffreiches und ballaststoffreiches Lebensmittel, das insbesondere für Menschen geeignet ist, die einen stabilen Blutzuckerspiegel, eine gesunde Verdauung und Herzgesundheit fördern möchten.

Rosenkohl

Glykämischer Index: 15 (niedrig)

Glykämische Last: 0,3 (niedrig)

Kohlenhydratgehalt: 9,62 g

Proteingehalt: 3,98 g

Ballaststoffgehalt: 4,8 g

Vorteile des Lebensmittels

Reich an Vitamin C und K, die gesunde Knochen, Haut und das Immunsystem fördern. Enthält Kaempferol und andere Antioxidantien, die Entzündungen reduzieren und das Herz stärken können. Glucosinolate können krebspräventive und entgiftende Wirkungen haben. Eine hervorragende Ballaststoffquelle, die die Verdauung fördert und den Blutzucker reguliert.

Abschließender Hinweis

Sicher zu essen. Rosenkohl ist ein nährstoffreiches Gemüse mit niedrigem GI, das hervorragend für Diabetiker geeignet ist. Es kann großzügig geröstet, gedämpft oder sautiert werden, um ausgewogene Mahlzeiten zu bereichern.

Rote Bete

Glykämischer Index: 15 (niedrig)

Glykämische Last: 0,6 (niedrig)

Kohlenhydratgehalt: 8,79 g

Proteingehalt: 1,69 g

Ballaststoffgehalt: 3,9 g

Vorteile des Lebensmittels

Reich an Nitraten, die die Durchblutung fördern und den Blutdruck senken können, was der Herzgesundheit zugutekommt. Enthält viele Antioxidantien mit reinigenden und entzündungshemmenden Eigenschaften, wie Betalaine. Gute Quelle für Vitamin C, Mangan und Folsäure, die die Zellgesundheit und die Immunfunktion unterstützen.

Abschließender Hinweis

In Maßen genießen. Trotz ihres moderaten GI hat Rote Bete eine niedrige glykämische Last. Aufgrund ihres natürlichen Zuckergehalts sollte sie in moderaten Mengen als Teil einer ausgewogenen Ernährung konsumiert werden.

Rote Bohnen (gekocht)

Glykämischer Index: 35 (niedrig)

Glykämische Last: 18,4 (moderat)

Kohlenhydratgehalt: 60 g

Proteingehalt: 24 g

Ballaststoffgehalt: 6,4 g

Vorteile des Lebensmittels

Rote Bohnen sind reich an Ballaststoffen, die die Verdauung fördern und die Regulierung des Blutzuckerspiegels unterstützen. Als pflanzliche Proteinquelle sind sie eine ausgezeichnete Wahl für Vegetarier und Veganer. Sie sind reich an wichtigen Nährstoffen wie Eisen, Magnesium, Kalium und Folat, die zahlreiche gesundheitliche Vorteile bieten. Ihre herzgesunden Eigenschaften helfen, das Risiko von Herz-Kreislauf-Erkrankungen zu senken und den Cholesterinspiegel zu verbessern. Um übermäßigen Natriumkonsum zu vermeiden, sollten Bohnen aus der Dose mit niedrigem Natriumgehalt gewählt oder reguläre Dosen gründlich abgespült werden. In Kombination mit nahrhaften Getreiden wie braunem Reis ergibt sich ein vollständiges und zufriedenstellendes Protein.

Abschließender Hinweis

Sicher zu essen. Rote Bohnen sind ein nährstoffreiches Lebensmittel mit niedrigem GI, das sich hervorragend zur Kontrolle des Blutzuckers eignet.

Rote Trauben (Roh)

Glykämischer Index: 45 (niedrig)

Glykämische Last: 8,1 (niedrig)

Kohlenhydratgehalt: 20,2 g

Proteingehalt: 0,91 g

Vorteile des Lebensmittels

Rote Trauben sind reich an starken Antioxidantien wie Quercetin und Resveratrol, die herzschützende Eigenschaften haben und das Risiko chronischer Erkrankungen senken können. Sie liefern zudem die Vitamine C und K, die für die Knochengesundheit und das Immunsystem wichtig sind. Die natürlichen Zucker bieten einen schnellen Energieschub, während Ballaststoffe die Verdauung fördern. Der hohe Polyphenolgehalt kann die Durchblutung verbessern und Entzündungen minimieren.

Abschließender Hinweis

In Maßen genießen. Rote Trauben sind eine nährstoffreiche Frucht, sollten jedoch aufgrund ihres hohen Kohlenhydratgehalts moderat verzehrt werden. Um Blutzuckerspitzen zu vermeiden, mit Protein oder gesunden Fetten kombinieren.

Roter Reis (gekocht)

Glykämischer Index: 55 (niedrig)

Glykämische Last: 38,8 (hoch)

Kohlenhydratgehalt: 76,2 g

Proteingehalt: 8,56 g

Ballaststoffgehalt: 4,2 g

Vorteile des Lebensmittels

Roter Reis enthält Anthocyane, Antioxidantien, die oxidativen Stress bekämpfen und die allgemeine Gesundheit fördern. Sein hoher Magnesiumgehalt hilft, den Blutdruck zu regulieren und unterstützt die Herzgesundheit. Die Ballaststoffe verbessern die Darmgesundheit und erleichtern die Verdauung. Zudem liefern die komplexen Kohlenhydrate langanhaltende Energie. Um die Kohlenhydrataufnahme zu steuern und den Blutzuckerspiegel stabil zu halten, sollte roter Reis in Maßen verzehrt und nicht mit Lebensmitteln mit hohem GI kombiniert werden.

Abschließender Hinweis

In Maßen essen. Roter Reis ist ein nahrhaftes Getreide, das sich gut in ausgewogene Mahlzeiten integrieren lässt, insbesondere für Menschen mit Diabetes.

Sahne

Glykämischer Index: 30 (niedrig)

Glykämische Last: 1,1 (niedrig)

Kohlenhydratgehalt: 3,8 g

Proteingehalt: 2,02 g

Vorteile des Lebensmittels

Reich an Fett, insbesondere gesättigten Fetten, die Energie liefern und den Geschmack von Speisen verbessern. Enthält fettlösliche Vitamine wie A, D, E und K, die die allgemeine Gesundheit fördern. Aufgrund des niedrigen Kohlenhydratgehalts ist Sahne für die Blutzuckerkontrolle geeignet.

Abschließender Hinweis

In Maßen genießen. Schwere Sahne ist kalorien- und fettreich, hat aber keine Auswirkungen auf den Blutzuckerspiegel. Übermäßiger Konsum kann das Risiko für Herz-Kreislauf-Probleme erhöhen und zu Gewichtszunahme führen. Verwenden Sie kleine Mengen in Rezepten oder wählen Sie fettärmere Alternativen für den täglichen Gebrauch.

Samen (Kürbiskerne)

Glykämischer Index: 25 (niedrig)

Glykämische Last: 13,5 (moderat)

Kohlenhydratgehalt: 18,7 g

Proteingehalt: 29,9 g

Ballaststoffgehalt: 5,1 g

Vorteile des Lebensmittels

Kürbiskerne sind eine ausgezeichnete Magnesiumquelle, die für starke Knochen und die Regulierung des Blutzuckerspiegels unerlässlich ist. Sie sind reich an Antioxidantien, die Entzündungen reduzieren und die allgemeine Gesundheit fördern. Die enthaltenen herzgesunden Fette, darunter Omega-6-Fettsäuren, tragen zur Herzgesundheit bei. Außerdem enthalten sie eine bedeutende Menge an Zink, das ein starkes Immunsystem unterstützt und gesunde Haut fördert.

Abschließender Hinweis

In Maßen essen. Kürbiskerne sind nährstoffreich, aber auch kalorienreich. Sie eignen sich perfekt als Snack oder, in angemessener Portion, als Beilage zu Mahlzeiten.

Sauerkraut

Glykämischer Index: 15 (niedrig)

Glykämische Last: 0,8 (niedrig)

Kohlenhydratgehalt: 4,16 g

Proteingehalt: 0,9 g

Ballaststoffgehalt: 2,8 g

Vorteile des Lebensmittels

Sauerkraut ist reich an Probiotika, nützlichen Bakterien, die die Darmgesundheit fördern und die Verdauung unterstützen. Mit seinem niedrigen Kaloriengehalt ist es eine ausgezeichnete Wahl für das Gewichtsmanagement. Es ist auch eine gute Quelle für Vitamin C, das das Immunsystem stärkt und eine gesunde Haut unterstützt. Der Fermentationsprozess verbessert die Verdaulichkeit und fördert eine gesunde Darmflora, was Sauerkraut zu einer wertvollen Ergänzung einer ausgewogenen Ernährung macht.

Abschließender Hinweis

In Maßen essen. Sauerkraut ist ein nährstoffreiches Lebensmittel mit probiotischen Vorteilen. Aufgrund seines hohen Salzgehalts sollte es jedoch sparsam verwendet werden.

Sauerrahm (Sour Cream)

Glykämischer Index: 15 (niedrig)

Glykämische Last: 0,6 (niedrig)

Kohlenhydratgehalt: 5,56 g

Proteingehalt: 3,07 g

Ballaststoffgehalt: 0 g

Vorteile des Lebensmittels

Sauerrahm liefert kleine Mengen an Protein und Kalzium sowie gesunde Fette, die die Aufnahme fettlöslicher Vitamine verbessern können. Es verbessert den Geschmack und die Konsistenz von Gerichten, ohne viele Kohlenhydrate hinzuzufügen, was es zu einer vielseitigen und praktischen Zutat macht.

Abschließender Hinweis

In Maßen essen. Trotz des geringen glykämischen Effekts ist Sauerrahm kalorienreich und kann bei übermäßigem Verzehr zu einer übermäßigen Fettaufnahme führen. Wählen Sie leichtere oder fettarme Varianten, wenn Sie auf Ihren gesättigten Fettkonsum achten.

Schalotten

Glykämischer Index: 15 (niedrig)

Glykämische Last: 2,5 (niedrig)

Kohlenhydratgehalt: 16,8 g

Proteingehalt: 2,5 g

Ballaststoffgehalt: 3,2 g

Vorteile des Lebensmittels

Schalotten sind reich an Quercetin und anderen Antioxidantien, die das Immunsystem stärken und Entzündungen reduzieren. Sie enthalten die Vitamine A, C und B6, die die Hautgesundheit fördern und das allgemeine Wohlbefinden unterstützen. Der Kaliumgehalt hilft, den Blutdruck zu regulieren, während die Ballaststoffe eine gesunde Verdauung fördern und die Darmgesundheit unterstützen.

Abschließender Hinweis

Sicher zu essen. Schalotten können ohne erheblichen Einfluss auf den Blutzuckerspiegel Gerichte geschmacklich bereichern.

Schokolade (Milchschokolade)

Glykämischer Index: 49 (niedrig)

Glykämische Last: 29,9 (hoch)

Kohlenhydratgehalt: 65,1 g

Proteingehalt: 2,1 g

Ballaststoffgehalt: 2,6 g

Vorteile des Lebensmittels

Enthält Spuren von Eisen und Magnesium, die die Bildung roter Blutkörperchen und die Energieproduktion unterstützen. Flavonoide und andere Antioxidantien, besonders in dunkleren Sorten, können helfen, Entzündungen zu reduzieren und die Herzgesundheit zu stärken. In Maßen genossen, kann sie eine energiegeladene Zwischenmahlzeit sein.

Abschließender Hinweis

In Maßen genießen. Milchschokolade hat einen hohen Zucker- und gesättigten Fettgehalt, der sich bei übermäßigem Konsum negativ auf Blutzucker und Cholesterinspiegel auswirken kann. Wählen Sie für größere gesundheitliche Vorteile dunkle Schokolade (70 % oder mehr Kakao) mit wenig Zuckerzusatz.

Schokoladenmilch (ungesüßt)

Glykämischer Index: 34 (niedrig)

Glykämische Last: 3,7 (niedrig)

Kohlenhydratgehalt: 59,4 g

Proteingehalt: 7,65 g

Ballaststoffgehalt: 3,4 g

Vorteile des Lebensmittels

Liefert Vitamin D und Kalzium, die für gesunde Knochen wichtig sind. Enthält Protein, das das Sättigungsgefühl fördert und die Gewebereparatur unterstützt. Liefert Spuren von Antioxidantien und Magnesium, besonders in Varianten mit höherem Kakaoanteil. Dank des ausgewogenen Protein- und Kohlenhydratgehalts kann sie als Regenerationsgetränk nach dem Training verwendet werden.

Abschließender Hinweis

In Maßen genießen. Ungesüßte Schokoladenmilch ist besser für die Blutzuckerkontrolle geeignet als gesüßte Varianten. Achten Sie auf Portionsgrößen, um eine übermäßige Kohlenhydrataufnahme zu vermeiden. Für eine ausgewogene Wirkung kombinieren Sie sie mit ballaststoffreichen Snacks.

Schwarze Johannisbeeren (frische Beeren)

Glykämischer Index: 15 (niedrig)

Glykämische Last: 1,1 (niedrig)

Kohlenhydratgehalt: 15,4 g

Proteingehalt: 1,4 g

Vorteile des Lebensmittels

Reich an Antioxidantien, insbesondere Anthocyanen, die Entzündungen reduzieren und das Immunsystem stärken. Reich an Vitamin C, das die Eisenaufnahme verbessert, gesunde Haut fördert und das Immunsystem stärkt. Enthält Eisen und Kalium, die die Bildung roter Blutkörperchen, die Blutdruckregulierung und die Herzgesundheit unterstützen.

Abschließender Hinweis

Sicher zu essen. Aufgrund ihres hohen Ballaststoffgehalts und niedrigen GI sind Schwarze Johannisbeeren eine ausgezeichnete Fruchtwahl für Diabetiker. Frische Johannisbeeren sollten in Maßen als Teil einer gesunden Ernährung verzehrt werden.

Schwarze Oliven

Glykämischer Index: 15 (niedrig)

Glykämische Last: 4,8 (niedrig)

Kohlenhydratgehalt: 6,04 g

Proteingehalt: 0,84 g

Ballaststoffgehalt: 1,6 g

Vorteile des Lebensmittels

Schwarze Oliven sind reich an herzgesunden einfach ungesättigten Fetten, die Entzündungen reduzieren und die Herzgesundheit fördern. Enthalten Antioxidantien wie Vitamin E und Polyphenole, die die Immunfunktion stärken und Zellen vor oxidativen Schäden schützen. Enthalten Kupfer und Eisen, die für die Bildung roter Blutkörperchen und die allgemeine Energie wichtig sind.

Abschließender Hinweis

Sicher zu essen. Aufgrund ihrer niedrigen glykämischen Last und ihres geringen Kohlenhydratgehalts sind Schwarze Oliven eine geeignete Wahl für Menschen, die ihren Blutzucker kontrollieren möchten. Sie können in Maßen Tapenaden, Salaten und anderen Gerichten mit mediterranem Flair hinzugefügt werden.

Schwarzer Wildreis

Glykämischer Index: 35 (niedrig)

Glykämische Last: 26,3 (hoch)

Kohlenhydratgehalt: 20,63 g

Proteingehalt: 3,86 g

Ballaststoffgehalt: 1,7 g

Vorteile des Lebensmittels

Schwarzer Wildreis ist ein Nährstoffkraftpaket, das reich an Antioxidantien wie Anthocyanen ist, die oxidativen Stress bekämpfen. Er liefert essentielle Mineralien wie Phosphor, Magnesium und Eisen, die für die allgemeine Gesundheit wichtig sind. Mit seiner Fähigkeit, Energie langsam freizusetzen, unterstützt schwarzer Wildreis die Regulierung des Blutzuckerspiegels und fördert die Herzgesundheit, was ihn zu einer ausgewogenen und nahrhaften Wahl macht.

Abschließender Hinweis

Sicher zu essen. In eine ausgewogene Ernährung integriert, ist schwarzer Wildreis eine nährstoffreiche Getreidewahl, die den Blutzuckerspiegel stabil hält.

Sellerie

Glykämischer Index: 15 (niedrig)

Glykämische Last: 0,3 (niedrig)

Kohlenhydratgehalt: 3,2 g

Proteingehalt: 0,49 g

Vorteile des Lebensmittels

Sellerie ist extrem kalorienarm und daher ein hervorragender Snack oder eine Ergänzung zu Mahlzeiten zur Gewichtskontrolle. Der hohe Wassergehalt fördert die Flüssigkeitszufuhr und das Sättigungsgefühl. Reich an Flavonoiden und anderen Antioxidantien, die oxidativen Stress und Entzündungen reduzieren können. Sein Vitamin-K-Gehalt unterstützt die Blutgerinnung und die Knochengesundheit. Das natürliche Gleichgewicht von Kalium und Natrium kann zur Regulierung des Blutdrucks beitragen.

Abschließender Hinweis

Sicher zu essen. Sellerie ist eine fantastische Wahl für Menschen mit Diabetes. Durch seinen hohen Ballaststoffgehalt, niedrigen GI und knackigen Geschmack ist er perfekt als Snack oder Ergänzung zu Mahlzeiten geeignet.

Senf (mit Zucker)

Glykämischer Index: 55 (niedrig)

Glykämische Last: 5,9 (niedrig)

Kohlenhydratgehalt: 5,3 g

Proteingehalt: 4,25 g

Ballaststoffgehalt: 4,3 g

Vorteile des Lebensmittels

Senf enthält entzündungshemmende und antioxidative Verbindungen wie Magnesium und Selen, die zur allgemeinen Gesundheit beitragen. Seine natürliche Säure und die Senfkörner können die Verdauung unterstützen. Es liefert wichtige Vitamine und Spurenelemente, darunter Folsäure und Vitamin A, die für die Zellgesundheit und die Immunfunktion wichtig sind. Als würziges Gewürz verbessert Senf den Geschmack von Speisen, ohne große Mengen zu benötigen.

Abschließender Hinweis

In Maßen essen. Obwohl Senf mit Zuckerzusatz nur wenig Zucker enthält, kann der Verzehr größerer Mengen die Kohlenhydrataufnahme erhöhen. Wählen Sie für eine optimale Blutzuckerkontrolle zuckerarme oder zuckerfreie Varianten.

Sesamsamen

Glykämischer Index: 35 (niedrig)

Glykämische Last: 4,3 (niedrig)

Kohlenhydratgehalt: 11,73 g

Proteingehalt: 20,45 g

Ballaststoffgehalt: 11,6 g

Vorteile des Lebensmittels

Sesamsamen enthalten herzgesunde Fette wie einfach ungesättigte Fettsäuren und Omega-6-Fettsäuren, die die Herzgesundheit fördern. Sie sind reich an knochenstärkenden Nährstoffen wie Phosphor, Kalzium und Magnesium. Dank ihrer Antioxidantien und Lignane können sie helfen, den Cholesterinspiegel zu verbessern und den Blutdruck zu senken. Darüber hinaus tragen Zink und Vitamin E zu gesunder Haut und Haaren bei und steigern ihren Nährwert.

Abschließender Hinweis

In Maßen essen. Obwohl sie nährstoffreich sind, haben Sesamsamen einen hohen Kaloriengehalt. Sie eignen sich am besten als Zutat oder Garnierung und sollten nicht in großen Mengen verzehrt werden.

Sojabohnen

Glykämischer Index: 15 (niedrig)

Glykämische Last: 4,5 (niedrig)

Kohlenhydratgehalt: 11 g

Proteingehalt: 13 g

Ballaststoffgehalt: 4,2 g

Vorteile des Lebensmittels

Sojabohnen sind reich an pflanzlichem Protein und eignen sich hervorragend für den Muskelaufbau und die -regeneration. Sie enthalten Isoflavone, die das hormonelle Gleichgewicht unterstützen und den Blutzuckerspiegel regulieren können. Der hohe Ballaststoffgehalt fördert die Verdauung und die Herzgesundheit. Zudem liefern Sojabohnen wichtige Vitamine und Mineralstoffe wie Kalium, Eisen und Folsäure, die den allgemeinen Nährstoffbedarf decken.

Abschließender Hinweis

Sicher zu essen. Fügen Sie gekochte Sojabohnen zu Ihren Mahlzeiten hinzu, vermeiden Sie jedoch verarbeitete Sojaprodukte mit ungesunden Fetten oder Zuckerzusätzen.

Soja-Joghurt

Glykämischer Index: 20 (niedrig)

Glykämische Last: 1,6 (niedrig)

Kohlenhydratgehalt: 12,27 g

Proteingehalt: 4,83 g

Ballaststoffgehalt: 0,9 g

Vorteile des Lebensmittels

Mit einem niedrigen glykämischen Index trägt Soja-Joghurt dazu bei, den Blutzuckerspiegel stabil zu halten. Es ist reich an pflanzlichem Protein und daher ideal für Vegetarier und Veganer. Die enthaltenen Probiotika fördern die Darmgesundheit, während die Anreicherung mit Kalzium und Vitamin D in vielen Sorten starke Knochen und das allgemeine Wohlbefinden unterstützt.

Abschließender Hinweis

Sicher zu essen. Um zusätzlichen Zucker zu vermeiden, wählen Sie ungesüßte Varianten.

Soja-Vermicelli

Glykämischer Index: 30 (niedrig)

Glykämische Last: 24,6 (hoch)

Kohlenhydratgehalt: 82,3 g

Proteingehalt: 0,1 g

Ballaststoffgehalt: 3,9 g

Vorteile des Lebensmittels

Soja-Vermicelli hat einen niedrigen glykämischen Index und eignet sich hervorragend zur Regulierung des Blutzuckerspiegels. Es ist reich an Ballaststoffen und Proteinen, die ein Sättigungsgefühl fördern und eine gesunde Verdauung unterstützen. Außerdem ist es von Natur aus glutenfrei und somit eine gute Wahl für Personen mit Glutenunverträglichkeit.

Abschließender Hinweis

In Maßen essen. Um den Blutzuckerspiegel stabil zu halten, sollte der Konsum in moderaten Mengen erfolgen.

Sonnenblumenkerne

Glykämischer Index: 35 (niedrig)

Glykämische Last: 7,0 (niedrig)

Kohlenhydratgehalt: 24,5 g

Proteingehalt: 18,9 g

Ballaststoffgehalt: 7,2 g

Vorteile des Lebensmittels

Sonnenblumenkerne sind eine ausgezeichnete Quelle für herzgesunde ungesättigte Fette. Sie enthalten viel Vitamin E, ein Antioxidans, das die Zellen vor Schäden schützt. Zudem liefern sie essenzielle Mineralstoffe wie Magnesium und Selen, die für das Immunsystem und Stoffwechselprozesse wichtig sind. Mit ihrem Gehalt an Ballaststoffen und pflanzlichem Eiweiß fördern sie die Verdauung und ein Sättigungsgefühl.

Abschließender Hinweis

In Maßen essen. Aufgrund ihres hohen Kaloriengehalts ist es wichtig, die Portionsgrößen zu kontrollieren. Vermeiden Sie gesalzene oder gewürzte Varianten, um zusätzliche Kohlenhydrate und Natrium zu reduzieren.

Glykämischer Index: 50 (niedrig)

Glykämische Last: 27,6 (hoch)

Kohlenhydratgehalt: 30,4 g

Proteingehalt: 1,1 g

Ballaststoffgehalt: 1,3 g

Vorteile des Lebensmittels

Sorbet ist eine erfrischende Dessertalternative mit weniger Fett als traditionelles Eis. Oft enthält es kleine Mengen an Vitamin C aus der in der Zubereitung verwendeten Fruchtpüree oder -saft, was diesem leichten und angenehmen Genuss einen subtilen ernährungsphysiologischen Vorteil verleiht.

Abschließender Hinweis

In Maßen essen. Aufgrund seines hohen Zuckergehalts kann Sorbet den Blutzuckerspiegel beeinflussen. Um die glykämische Wirkung zu reduzieren, wählen Sie kleinere Mengen oder Sorten, die mit natürlichen Süßstoffen hergestellt werden.

Spaghetti (Gut Gekocht)

Glykämischer Index: 55 (niedrig)

Glykämische Last: 12,8 (moderat)

Kohlenhydratgehalt: 8,05 g

Proteingehalt: 1,41 g

Ballaststoffgehalt: 1,8 g

Vorteile des Lebensmittels

Dank seines Kohlenhydratgehalts bietet Spaghetti eine schnelle und effiziente Energiequelle. Es enthält eine geringe Menge Protein, das zur Muskelregeneration beiträgt. Außerdem eignet es sich hervorragend als Basis für nährstoffreiche Toppings wie mageres Eiweiß und Gemüse. Mit leichten Saucen bleibt es fettarm und eine ausgewogene Mahlzeit.

Abschließender Hinweis

In Maßen essen. Gut gekochte Pasta kann den Blutzuckerspiegel schneller ansteigen lassen als al dente zubereitete. Kombinieren Sie Spaghetti mit ballaststoff- oder eiweißreichen Lebensmitteln, um die glykämische Wirkung zu verringern.

Spargel

Glykämischer Index: 15 (niedrig)

Glykämische Last: 0,6 (niedrig)

Kohlenhydratgehalt: 5,1 g

Proteingehalt: 1,44 g

Ballaststoffgehalt: 1,9 g

Vorteile des Lebensmittels

Reich an Ballaststoffen, die eine gesunde Verdauung fördern und den Blutzuckerspiegel stabil halten. Enthält auch Antioxidantien wie Glutathion, Vitamin K und Folsäure, die die Knochengesundheit, Herzgesundheit fördern und oxidativen Stress verringern.

Dank seines niedrigen Kalorien- und Kohlenhydratgehalts ist es eine hervorragende Ergänzung zu einer kohlenhydratarmen Ernährung.

Abschließender Hinweis

Sicher zu essen. Spargel ist aufgrund seines niedrigen GI, des geringen Kohlenhydratgehalts und der hohen Vitamingehalte eine ausgezeichnete Wahl für Menschen mit Diabetes. Er kann problemlos in eine ausgewogene Ernährung integriert werden.

Spinat

Glykämischer Index: 15 (niedrig)

Glykämische Last: 0,3 (niedrig)

Kohlenhydratgehalt: 3,63 g

Proteingehalt: 2,86 g

Ballaststoffgehalt: 2,2 g

Vorteile des Lebensmittels

Spinat ist reich an essenziellen Vitaminen wie A, C und K, die gesunde Knochen und ein starkes Immunsystem unterstützen. Außerdem enthält er wichtige Mineralstoffe wie Kalzium, Magnesium und Eisen, die die Knochengesundheit stärken und die Energieproduktion fördern. Antioxidantien wie Zeaxanthin und Lutein tragen zur Erhaltung der Augengesundheit bei. Dank seines niedrigen Kalorien- und Kohlenhydratgehalts ist Spinat eine ideale Wahl zur Regulierung des Blutzuckerspiegels.

Abschließender Hinweis

Sicher zu essen. Aufgrund seiner vielen gesundheitlichen Vorteile und seiner geringen glykämischen Wirkung wird Spinat für Typ-2-Diabetiker sehr empfohlen. Fügen Sie ihn Smoothies, Suppen und Salaten für zusätzlichen Nährwert hinzu.

Steckrübe

Glykämischer Index: 30 (niedrig)

Glykämische Last: 1,9 (niedrig)

Kohlenhydratgehalt: 6,43 g

Proteingehalt: 0,9 g

Ballaststoffgehalt: 1,8 g

Vorteile des Lebensmittels

Steckrüben sind aufgrund ihres niedrigen Kalorien- und Kohlenhydratgehalts ideal für die Gewichtskontrolle und Diabetesmanagement. Sie sind reich an Vitamin C, das das Immunsystem stärkt und gesunde Haut fördert. Steckrüben enthalten Glukosinolate und andere Antioxidantien, die möglicherweise vor Krebs schützen können. Ihr Ballaststoffgehalt unterstützt die Verdauung und hilft bei der Regulierung des Blutzuckerspiegels. Darüber hinaus liefern sie Kalium, das für die Aufrechterhaltung eines gesunden Blutdrucks und einer guten Herzfunktion unerlässlich ist.

Abschließender Hinweis

Sicher zu essen. Aufgrund ihrer niedrigen glykämischen Last und ihres hohen Nährwerts sind Steckrüben eine gute Wahl für Diabetiker. Sie können roh, geröstet oder in Suppen und Eintöpfen zubereitet werden.

Suppe mit Huhn und Pilzen

Glykämischer Index: 46 (niedrig)

Glykämische Last: 0,7 (niedrig)

Kohlenhydratgehalt: 12 g

Proteingehalt: 1,61 g

Ballaststoffgehalt: 3,2 g

Vorteile des Lebensmittels

Diese Mahlzeit ist reich an Hühnerprotein, das den Muskelaufbau unterstützt und ein lang anhaltendes Sättigungsgefühl bietet. Mit ihrem niedrigen Kohlenhydratgehalt ist sie eine geeignete Option für Menschen mit Diabetes. Die Zugabe von Pilzen erhöht den Gehalt an Antioxidantien und essenziellen Nährstoffen wie Vitamin D und Selen, was zur allgemeinen Gesundheit beiträgt. Außerdem bietet sie eine leichte und hydrierende Mahlzeit, die ideal für eine ausgewogene Ernährung ist.

Abschließender Hinweis

Sicher zu essen. Huhn- und Pilzsuppe ist ein Lebensmittel mit niedrigem GI und kann im Rahmen einer ausgewogenen Ernährung genossen werden. Um den Salzgehalt niedrig zu halten, entscheiden Sie sich für hausgemachte Versionen und vermeiden Sie verarbeitete Zutaten und zugesetzten Zucker.

Surimi

Glykämischer Index: 50 (niedrig)

Glykämische Last: 3,4 (niedrig)

Kohlenhydratgehalt: 6,85 g

Proteingehalt: 15,2 g

Ballaststoffgehalt: 0 g

Vorteile des Lebensmittels

Surimi ist ein fettarmes, eiweißreiches Lebensmittel und damit eine nahrhafte Wahl. Es enthält Omega-3-Fettsäuren, die die Herz- und Gehirngesundheit fördern. Angereicherte Versionen können zusätzliche Vitamine und Mineralien wie Vitamin B12 und Selen enthalten, die das Nährwertprofil weiter verbessern.

Abschließender Hinweis

In Maßen essen. Der Zucker- und Stärkezusatz in Surimi kann den Blutzuckerspiegel beeinflussen. Überprüfen Sie das Etikett auf Natrium und Zusatzstoffe und wählen Sie qualitativ hochwertiges Surimi mit wenigen Zusätzen.

Süßkirschen

Glykämischer Index: 25 (niedrig)

Glykämische Last: 0,1 (niedrig)

Kohlenhydratgehalt: 16,2 g

Proteingehalt: 1,04 g

Ballaststoffgehalt: 0 g

Vorteile des Lebensmittels

Süßkirschen sind reich an Antioxidantien wie Anthocyanen, die Entzündungen reduzieren können. Sie sind eine gute Quelle für Vitamin C, das das Immunsystem stärkt. Zusätzlich liefern sie Kalium, das zur Regulierung des Blutdrucks beiträgt und die Herzgesundheit fördert.

Abschließender Hinweis

Sicher zu essen. In Maßen genossen, sind Süßkirschen aufgrund ihres niedrigen glykämischen Index eine geeignete Wahl für Menschen mit Diabetes.

Taro

Glykämischer Index: 48 (niedrig)

Glykämische Last: 12,7 (moderat)

Kohlenhydratgehalt: 26,5 g

Proteingehalt: 1,5 g

Ballaststoffgehalt: 4,1 g

Vorteile des Lebensmittels

Taro ist reich an Ballaststoffen, die die Verdauung unterstützen und ein Sättigungsgefühl fördern. Er enthält resistente Stärke, die zur besseren Regulierung des Blutzuckers beitragen kann. Darüber hinaus ist Taro eine Quelle wichtiger Mineralstoffe wie Kalium und Magnesium sowie der Vitamine B6 und E, die die allgemeine Gesundheit fördern.

Abschließender Hinweis

In Maßen essen. Obwohl Taro nährstoffreich ist, kann sein moderater Kohlenhydratgehalt bei übermäßigem Verzehr den Blutzuckerspiegel beeinflussen. Kombinieren Sie ihn mit Eiweiß oder gesunden Fetten, um die Glukoseaufnahme zu reduzieren.

Tempeh

Glykämischer Index: 15 (niedrig)

Glykämische Last: 1,4 (niedrig)

Kohlenhydratgehalt: 7,64 g

Proteingehalt: 20,3 g

Ballaststoffgehalt: 0 g

Vorteile des Lebensmittels

Tempeh ist eine hervorragende Quelle für pflanzliches Eiweiß, das zur Erhaltung und Reparatur von Muskeln beiträgt. Der Fermentationsprozess verbessert die Verdauung und fördert die Darmgesundheit. Es enthält Isoflavone, die bei der Regulierung des Blutzuckers helfen können. Tempeh ist reich an Mineralstoffen wie Phosphor, Kupfer und Mangan und bietet erhebliche ernährungsphysiologische Vorteile.

Abschließender Hinweis

Sicher zu essen. Tempeh ist aufgrund seines hohen Nährstoffgehalts und geringen glykämischen Einflusses eine großartige Eiweißoption für Diabetiker.

Tomatensaft

Glykämischer Index: 35 (niedrig)

Glykämische Last: 1,5 (niedrig)

Kohlenhydratgehalt: 4,32 g

Proteingehalt: 0,86 g

Ballaststoffgehalt: 0,4 g

Vorteile des Lebensmittels

Tomatensaft ist reich an herzgesunden Antioxidantien wie Lycopin, die Entzündungen reduzieren und die kardiovaskuläre Gesundheit fördern. Er ist auch eine gute Quelle für Kalium und Vitamin C, die die Herzfunktion unterstützen und das Immunsystem stärken. Mit seinem hydrierenden Charakter und einem niedrigen Kaloriengehalt ist er sowohl erfrischend als auch nahrhaft.

Abschließender Hinweis

In Maßen essen. Obwohl ungesüßter Tomatensaft im Allgemeinen für Diabetiker geeignet ist, sollten zugesetzte Zucker vermieden werden.

Tomatensuppe

Glykämischer Index: 38 (niedrig)

Glykämische Last: 2,7 (niedrig)

Kohlenhydratgehalt: 3,64 g

Proteingehalt: 0,65 g

Ballaststoffgehalt: 0,9 g

Vorteile des Lebensmittels

Tomatensuppe ist reich an Lycopin, das die Hautgesundheit und Herzfunktion unterstützt. Sie ist eine Quelle für Kalium und Vitamin C, die den Blutdruck regulieren und die Immunfunktion fördern. Mit wenig Kalorien, insbesondere wenn ohne übermäßigen Zucker oder Sahne zubereitet, ist sie eine hydrierende und nahrhafte Option.

Abschließender Hinweis

Sicher zu essen. Um zusätzlichen Zucker und zu viel Salz zu vermeiden, die sich negativ auf den Blutzucker und die allgemeine Gesundheit auswirken können, wählen Sie hausgemachte oder natriumarme, ungesüßte Versionen.

Topinambur

Glykämischer Index: 50 (niedrig)

Glykämische Last: 6,4 (niedrig)

Kohlenhydratgehalt: 17,4 g

Proteingehalt: 2 g

Ballaststoffgehalt: 1,6 g

Vorteile des Lebensmittels

Topinambur ist reich an Inulin, einem präbiotischen Ballaststoff, der die Darmgesundheit fördert und möglicherweise den Blutzuckerspiegel regulieren kann. Außerdem ist er eine gute Quelle für Kalium, das eine normale Muskelfunktion und einen gesunden Blutdruck unterstützt. Er enthält zudem geringe Mengen an Vitamin C und Eisen, die den Sauerstofftransport fördern und das Immunsystem stärken. Natürlich natrium- und fettarm ist er eine gesunde Ergänzung zu einer ausgewogenen Ernährung.

Abschließender Hinweis

Sicher zu essen. Dank seines hohen Ballaststoffgehalts und seiner geringen glykämischen Wirkung ist Topinambur eine gute Wahl für Diabetiker. Fügen Sie ihn Salaten, Suppen oder gerösteten Gerichten hinzu, um eine gesunde Mahlzeit zu bereichern.

Traubensaft (ungesüßt)

Glykämischer Index: 45 (niedrig)

Glykämische Last: 6,9 (niedrig)

Kohlenhydratgehalt: 14,8 g

Proteingehalt: 0,37 g

Ballaststoffgehalt: 0,2 g

Vorteile des Lebensmittels

Reich an Antioxidantien wie Resveratrol, das entzündungshemmend wirkt und das Herz schützt. Enthält geringe Mengen an Vitamin C und K, die für ein starkes Immunsystem und gesunde Knochen entscheidend sind. Der hohe Polyphenolgehalt fördert die Durchblutung und trägt zur allgemeinen Herzgesundheit bei.

Abschließender Hinweis

In Maßen genießen. Obwohl ungesüßter Traubensaft besser ist als gesüßte Varianten, enthält er dennoch eine erhebliche Menge an Kohlenhydraten, die den Blutzucker beeinflussen können. Zur Reduzierung des glykämischen Effekts mit Wasser verdünnen oder ganze Trauben verwenden.

Trockener Apfelwein

Glykämischer Index: 40 (niedrig)

Glykämische Last: 11,6 (moderat)

Kohlenhydratgehalt: 11,3 g

Proteingehalt: 0,1 g

Ballaststoffgehalt: 0,2 g

Vorteile des Lebensmittels

Enthält Polyphenole, Antioxidantien, die Entzündungen reduzieren und die Herzgesundheit fördern können. Eine zuckerärmere Alternative zu gesüßten Cidern, was ihn besser für die Blutzuckerkontrolle macht. Kann in Maßen Stress abbauen und entspannen.

Abschließender Hinweis

In Maßen genießen. Trotz des geringeren Zuckergehalts im Vergleich zu süßeren Varianten kann trockener Apfelwein den Blutzuckerspiegel beeinflussen. Beobachten Sie die Portionsgrößen und vermeiden Sie übermäßigen Konsum, besonders bei Diabetes.

Truthahn

Glykämischer Index: 0 (niedrig)

Glykämische Last: 0,0 (niedrig)

Kohlenhydratgehalt: 0,1 g

Proteingehalt: 29 g

Ballaststoffgehalt: 0 g

Vorteile des Lebensmittels

Truthahn ist eine hervorragende Quelle für hochwertiges Eiweiß, das für das Muskelwachstum und die Reparatur unerlässlich ist. Ohne Haut ist er fettarm und damit eine gesunde und magere Wahl. Er ist reich an B-Vitaminen, einschließlich B6 und B12, die die Gehirngesundheit und die Energieproduktion unterstützen. Truthahn enthält zudem Zink und Selen, die das Immunsystem stärken und den Körper vor oxidativem Stress schützen. Als magerere Alternative zu rotem Fleisch ist Truthahn eine herzgesunde Eiweißquelle.

Abschließender Hinweis

Sicher zu essen. Truthahn hat keinen Einfluss auf den Blutzuckerspiegel und ist daher eine ausgezeichnete Wahl für Diabetiker. Bevorzugen Sie gebackene, gegrillte oder geröstete Zubereitungen ohne salzreiche Marinaden oder zusätzliche Süßstoffe.

Ungeschälter Basmati-Reis

Glykämischer Index: 45 (niedrig)

Glykämische Last: 33,8 (hoch)

Kohlenhydratgehalt: 78 g

Proteingehalt: 7,01 g

Ballaststoffgehalt: 1,35 g

Vorteile des Lebensmittels

Basmati-Reis ist aufgrund seines Kohlenhydratgehalts eine hervorragende Energiequelle. Im Vergleich zu anderen weißen Reissorten hat er einen niedrigeren glykämischen Index, was bei der Regulierung des Blutzuckerspiegels helfen kann. Er enthält zudem essenzielle Nährstoffe wie Eisen und Magnesium, die zur allgemeinen Gesundheit beitragen. Obwohl er nur geringe Mengen an Ballaststoffen und Proteinen enthält, fördern diese die Verdauung und sorgen für ein Sättigungsgefühl. Ungeschälter Basmati-Reis bewahrt mehr natürliche Nährstoffe und ist daher eine gesündere Wahl als traditioneller weißer Reis.

Abschließender Hinweis

In Maßen essen. Basmati-Reis ist trotz seines milden glykämischen Index ein stärkehaltiges Lebensmittel. Für Diabetiker ist es wichtig, die Portionsgrößen im Auge zu behalten, um den Blutzuckerspiegel zu kontrollieren.

Vanille

Glykämischer Index: 5 (niedrig)

Glykämische Last: 3,3 (niedrig)

Kohlenhydratgehalt: 12,6 g

Proteingehalt: 0,06 g

Ballaststoffgehalt: 0 g

Vorteile des Lebensmittels

Vanille enthält Antioxidantien, die dem Körper helfen, schädliche freie Radikale zu neutralisieren. Sie liefert auch geringe Mengen an Mineralien wie Kalium, Magnesium und Kalzium, die zur allgemeinen Gesundheit beitragen. Vanille wird häufig verwendet, um Speisen und Getränke zu verfeinern, und sorgt für Geschmack ohne nennenswerte Erhöhung des Kalorien- oder Kohlenhydratgehalts. Der natürliche Duft von Vanilleextrakt ist für seine beruhigende Wirkung bekannt und kann die Stimmung heben und Entspannung fördern.

Abschließender Hinweis

In Maßen essen. Vanille wird normalerweise in kleinen Mengen zum Würzen verwendet und hat aufgrund ihres niedrigen glykämischen Index kaum Einfluss auf den Blutzuckerspiegel. Vermeiden Sie jedoch Produkte mit Vanillegeschmack, da sie zusätzliche Zucker enthalten können.

Vanilleeis

Glykämischer Index: 46 (niedrig)

Glykämische Last: 13,8 (moderat)

Kohlenhydratgehalt: 23,6 g

Proteingehalt: 3,5 g

Ballaststoffgehalt: 0,7 g

Vorteile des Lebensmittels

Vanilleeis liefert Kalzium und Vitamin D, die beide für starke und gesunde Knochen unerlässlich sind. Obwohl es nur geringe Mengen an Protein enthält, kann es dennoch bei achtsamem Konsum eine Quelle von Genuss und Trost sein und Teil einer ausgewogenen Ernährung sein.

Abschließender Hinweis

In Maßen genießen. Eine diabetesfreundliche Ernährung kann gelegentlich Vanilleeis enthalten. Um den Einfluss auf den Blutzuckerspiegel zu verringern, wählen Sie zuckerreduzierte oder zuckerfreie Varianten. Für zusätzliche Ballaststoffe und Nährstoffe können Sie es mit frischen Beeren kombinieren.

Vollkorngetreide (zuckerfrei)

Glykämischer Index: 45 (niedrig)

Glykämische Last: 27,3 (hoch)

Kohlenhydratgehalt: 81,5 g

Proteingehalt: 11,4 g

Ballaststoffgehalt: 11,4 g

Vorteile des Lebensmittels

Vollkorngetreide ist reich an Ballaststoffen, die die Verdauung fördern und den Blutzucker regulieren. Liefert wichtige Mineralstoffe wie Eisen, Magnesium und B-Vitamine, die die allgemeine Gesundheit unterstützen. Vollkornprodukte werden mit einer besseren Blutzuckerregulation und einem geringeren Risiko für Herzkrankheiten in Verbindung gebracht. Da sie zuckerarm sind, sind sie eine gute Wahl für das Diabetesmanagement.

Abschließender Hinweis

Sicher zu essen, aber sparsam verwenden. Zuckerfreies Vollkorngetreide ist eine großartige Option zur Blutzuckerregulation, insbesondere in Kombination mit gesunden Fetten oder Proteinen. Selbst Vollkornprodukte können den Blutzuckerspiegel beeinflussen, wenn sie in großen Mengen konsumiert werden. Achten Sie auf Portionsgrößen und stellen Sie sicher, dass das Getreide keine verarbeiteten Zutaten oder Zuckerzusätze enthält.

Vollkornweizen

Glykämischer Index: 45 (niedrig)

Glykämische Last: 26,8 (hoch)

Kohlenhydratgehalt: 74,5 g

Proteingehalt: 9,61 g

Ballaststoffgehalt: 13,1 g

Vorteile des Lebensmittels

Vollkornweizen ist eine ausgezeichnete Quelle für Ballaststoffe, die eine gesunde Verdauung fördern und stabile Blutzuckerspiegel unterstützen. Er ist reich an wichtigen Mineralien wie Eisen, Zink und Magnesium, die zur Knochengesundheit und Energieproduktion beitragen. Zusätzlich enthält er Phytochemikalien und Antioxidantien, die das Risiko chronischer Krankheiten verringern können.

Abschließender Hinweis

Sicher zu essen. Vollkornweizen hilft bei der Blutzuckerkontrolle und liefert nachhaltige Energie, was ihn zu einer großartigen Wahl für eine ausgewogene Ernährung macht. Verwenden Sie möglichst wenig verarbeitete Formen.

Vollmilch

Glykämischer Index: 34 (niedrig)

Glykämische Last: 1,6 (niedrig)

Kohlenhydratgehalt: 4,43 g

Proteingehalt: 3,27 g

Ballaststoffgehalt: 0 g

Vorteile des Lebensmittels

Vollmilch ist eine reichhaltige Quelle für Kalzium und Vitamin D, die für gesunde Knochen und Zähne unerlässlich sind. Sie liefert hochwertiges Eiweiß, das für das Muskelwachstum und die Reparatur wichtig ist. Mit ihren gesunden Fetten unterstützt Vollmilch die Energieproduktion und die Aufnahme fettlöslicher Vitamine wie A, D, E und K, was die allgemeine Ernährung verbessert.

Abschließender Hinweis

In Maßen essen. Vollmilch ist nährstoffreich, aber bei übermäßigem Konsum können ihr Fettgehalt und die Kalorienzahl den Cholesterinspiegel erhöhen und zur Gewichtszunahme führen. Bei der Überwachung von Kalorien oder Fettaufnahme sind fettarme Alternativen eine gute Wahl.

Walnüsse

Glykämischer Index: 15 (niedrig)

Glykämische Last: 2,1 (niedrig)

Kohlenhydratgehalt: 10,9 g

Proteingehalt: 14,6 g

Ballaststoffgehalt: 5,2 g

Vorteile des Lebensmittels

Walnüsse sind reich an Omega-3-Fettsäuren, die Entzündungen reduzieren und die Herzgesundheit unterstützen. Sie enthalten Antioxidantien, die vor oxidativen Schäden schützen und das allgemeine Wohlbefinden fördern. Mit ihrem hohen DHA-Gehalt tragen sie zur Gehirngesundheit und kognitiven Funktionen bei. Darüber hinaus können sie das Lipidprofil verbessern und das Blutzuckermanagement unterstützen, was sie zu einer nährstoffreichen Wahl für eine gesunde Lebensweise macht.

Abschließender Hinweis

In Maßen essen. Walnüsse sind nahrhaft und vorteilhaft für Typ-2-Diabetiker, aber sie sind kalorienreich, weshalb die Portionsgröße im Auge behalten werden sollte.

Weintrauben, grün (roh)

Glykämischer Index: 45 (niedrig)

Glykämische Last: 5,4 (niedrig)

Kohlenhydratgehalt: 18,6 g

Proteingehalt: 0,9 g

Vorteile des Lebensmittels

Reich an herzgesunden Antioxidantien wie Resveratrol, das Entzündungen reduzieren und die Herzgesundheit fördern kann. Liefert essenzielle Vitamine wie C und K, die starke Knochen und ein robustes Immunsystem unterstützen. Mit hohem Wassergehalt fördert es die Hydratation und ist eine erfrischende Wahl. Die natürlichen Kohlenhydrate liefern schnelle Energie, was es zu einem idealen Snack vor dem Training macht.

Abschließender Hinweis

In Maßen genießen. Obwohl grüne Trauben nährstoffreich sind, kann ihr relativ hoher Kohlenhydratgehalt den Blutzucker beeinflussen. Die Stabilisierung der Glukosewerte kann durch die Kombination mit einer Fett- oder Proteinquelle erreicht werden.

Weiße Bohnen

Glykämischer Index: 35 (niedrig)

Glykämische Last: 22,4 (hoch)

Kohlenhydratgehalt: 60,3 g

Proteingehalt: 23,4 g

Ballaststoffgehalt: 15,2 g

Vorteile des Lebensmittels

Weiße Bohnen sind eine hervorragende pflanzliche Eiweißquelle, die die Muskelreparatur und die allgemeine Gesundheit unterstützt. Sie sind reich an Ballaststoffen, fördern die Verdauung und eine gesunde Darmflora. Angereichert mit wichtigen Nährstoffen wie Eisen, Magnesium und Folat tragen sie zu lebenswichtigen Körperfunktionen bei. Ihr niedriger glykämischer Index hilft, den Blutzuckerspiegel zu stabilisieren, und macht sie zu einer ausgewogenen und nahrhaften Wahl.

Abschließender Hinweis

Sicher zu essen. Weiße Bohnen sind eine gesunde und diabetesfreundliche Ergänzung zu Mahlzeiten, die stabile Blutzuckerwerte und das allgemeine Wohlbefinden fördern.

Weiße Schokolade

Glykämischer Index: 44 (niedrig)

Glykämische Last: 26,0 (hoch)

Kohlenhydratgehalt: 59,24 g

Proteingehalt: 5,87 g

Ballaststoffgehalt: 0,2 g

Vorteile des Lebensmittels

Weiße Schokolade liefert dank ihres Milchanteils Kalzium, das für den Erhalt starker und gesunder Knochen wichtig ist. Ihr hoher Zuckergehalt bietet eine schnelle Energiequelle. Außerdem enthält sie Spuren von fettlöslichen Vitaminen aus Kakaobutter, was ihren Nährwert leicht erhöht.

Abschließender Hinweis

Nicht empfehlenswert. Aufgrund ihres hohen Zucker- und gesättigten Fettgehalts wird weiße Schokolade für Diabetiker nicht empfohlen, es sei denn, sie wird in sehr kleinen Mengen konsumiert. Wenn möglich, sollten Alternativen mit weniger Zucker gewählt werden.

Weißer Mais

Glykämischer Index: 55 (niedrig)

Glykämische Last: 10,4 (niedrig)

Kohlenhydratgehalt: 19 g

Proteingehalt: 3,22 g

Ballaststoffgehalt: 2,7 g

Vorteile des Lebensmittels

Weißer Mais ist reich an B-Vitaminen, insbesondere B3 und B6, die den Energiestoffwechsel und die Vitalität unterstützen. Mit Antioxidantien wie Zeaxanthin und Lutein fördert er die Augengesundheit. Sein Ballaststoffgehalt unterstützt die Verdauung und hilft, den Blutzuckerspiegel zu regulieren, was ihn zu einer ausgewogenen und nahrhaften Wahl macht.

Abschließender Hinweis

In Maßen essen. Weißer Mais bietet wichtige Nährstoffe, kann jedoch bei übermäßigem Verzehr den Blutzuckerspiegel beeinflussen.

Weißkohl

Glykämischer Index: 15 (niedrig)

Glykämische Last: 0,9 (niedrig)

Kohlenhydratgehalt: 5,8 g

Proteingehalt: 1,28 g

Ballaststoffgehalt: 2,5 g

Vorteile des Lebensmittels

Weißkohl ist reich an Vitamin C und K, die die Knochengesundheit unterstützen und das Immunsystem stärken. Seine Fülle an Antioxidantien kann helfen, oxidativen Stress und Entzündungen zu reduzieren, was die allgemeine Gesundheit fördert. Kalorienarm ist er eine ausgezeichnete Wahl für die Gewichtskontrolle. Der hohe Ballaststoffgehalt unterstützt die Verdauung und regt die Darmbewegung an, während seine Verbindungen potenziell krebshemmende Vorteile bieten können.

Abschließender Hinweis

Sicher zu essen. Weißkohl ist eine kalorienarme, nährstoffreiche Mahlzeit, die Diabetiker häufig als Teil einer ausgewogenen Ernährung genießen können.

Weizenflocken

Glykämischer Index: 45 (niedrig)

Glykämische Last: 27,4 (hoch)

Kohlenhydratgehalt: 76,26 g

Proteingehalt: 10,6 g

Ballaststoffgehalt: 10,4 g

Vorteile des Lebensmittels

Weizenflocken liefern durch ihre komplexen Kohlenhydrate Energie und sind eine nachhaltige Brennstoffquelle für den Körper. Sie enthalten Ballaststoffe, die die Verdauung unterstützen und die Darmgesundheit fördern. Wenn sie angereichert sind, können sie zusätzliche Vitamine und Mineralstoffe liefern, die ihren Nährwert erhöhen.

Abschließender Hinweis

In Maßen essen. Weizenflocken bieten Nährstoffe und Energie, aber ihr relativ hoher glykämischer Index kann den Blutzuckerspiegel erhöhen, wenn sie in großen Mengen oder mit zusätzlichen Süßstoffen konsumiert werden.

Wildreis

Glykämischer Index: 45 (niedrig)

Glykämische Last: 33,8 (hoch)

Kohlenhydratgehalt: 75,7 g

Proteingehalt: 12,8 g

Ballaststoffgehalt: 4,3 g

Vorteile des Lebensmittels

Wildreis ist reich an Antioxidantien, die Entzündungen reduzieren und die allgemeine Gesundheit fördern. Er enthält wichtige Mineralien wie Magnesium, Zink und Phosphor, die die Knochengesundheit, die Immunfunktion und den Stoffwechsel unterstützen. Diese glutenfreie, kalorienarme Option eignet sich für eine Vielzahl von Ernährungsweisen und ist eine vielseitige und gesunde Ergänzung zu Mahlzeiten.

Abschließender Hinweis

Sicher zu essen. Wildreis kann bei mäßigem Verzehr helfen, den Blutzuckerspiegel zu regulieren, und ist eine gesunde Alternative zu verarbeiteten Getreidesorten.

Wurst

Glykämischer Index: 30 (niedrig)

Glykämische Last: 0,6 (niedrig)

Kohlenhydratgehalt: 2 g

Proteingehalt: 12 g

Ballaststoffgehalt: 0 g

Vorteile des Lebensmittels

Wurst ist reich an Eiweiß, das bei der Muskelregeneration hilft und ein anhaltendes Sättigungsgefühl bietet. Sie enthält auch wichtige Vitamine und Mineralstoffe, darunter Eisen und Vitamin B12, die die Energieproduktion und die allgemeine Gesundheit unterstützen. Zudem ist sie eine schnelle und effiziente Energiequelle für kalorienreiche Diäten und bietet gleichzeitig Nährstoffe und Komfort.

Abschließender Hinweis

In Maßen essen. Aufgrund des hohen Gehalts an Natrium und gesättigten Fettsäuren sollten Würste nur gelegentlich verzehrt werden. Wählen Sie magere, natriumarme Sorten anstelle von stark verarbeiteten oder gewürzten Varianten mit schädlichen Konservierungsstoffen.

Ziegenmilch

Glykämischer Index: 24 (niedrig)

Glykämische Last: 1,1 (niedrig)

Kohlenhydratgehalt: 4,45 g

Proteingehalt: 3,56 g

Ballaststoffgehalt: 0 g

Vorteile des Lebensmittels

Reich an Phosphor und Kalzium, fördert die Gesundheit und Stärke der Knochen. Enthält mittelkettige Fettsäuren, die leichter verdaulich sind und den Fettstoffwechsel unterstützen können. Bietet eine höhere Nährstoffkonzentration als Kuhmilch, darunter Vitamin A und B6. Aufgrund ihres geringeren Laktosegehalts und der kleineren Fettpartikel ist sie möglicherweise besser verträglich für Personen mit Laktoseintoleranz.

Abschließender Hinweis

Sicher zu essen. Ziegenmilch ist eine gute Alternative für Menschen, die Kuhmilch schwer verdauen. Sie bietet vergleichbare Vorteile in Bezug auf Protein und Kalzium und hat eine niedrige glykämische Belastung. Vorsicht ist jedoch bei Personen geboten, die empfindlich auf Milchprodukte reagieren.

Zimt

Glykämischer Index: 5 (niedrig)

Glykämische Last: 2,9 (niedrig)

Kohlenhydratgehalt: 44,4 g

Proteingehalt: 7,05 g

Ballaststoffgehalt: 3,5 g

Vorteile des Lebensmittels

Zimt enthält Polyphenole und andere Antioxidantien, die bei der Bekämpfung von Entzündungen und oxidativem Stress helfen. Kann für Diabetiker hilfreich sein, da es die Blutzuckerkontrolle und die Insulinempfindlichkeit verbessern kann. Bekannt für seine antibakteriellen und entzündungshemmenden Eigenschaften. Reich an Ballaststoffen, fördert er die Darmgesundheit und die Verdauung. Verleiht Speisen Geschmack, ohne zusätzlichen Zucker oder Kalorien hinzuzufügen.

Abschließender Hinweis

Sicher zu essen. Der geringe glykämische Effekt und die potenziellen Vorteile für die Blutzuckerkontrolle machen Zimt zu einer großartigen Ergänzung für eine diabetesfreundliche Ernährung. Verwenden Sie ihn jedoch sparsam, da Cassia-Zimt (die übliche Sorte) Cumarin enthalten kann, das in hohen Dosen giftig sein kann. Für den häufigen Gebrauch ist Ceylon-Zimt die sicherere Wahl.

Zitrone (frische Frucht)

Glykämischer Index: 20 (niedrig)

Glykämische Last: 0,6 (niedrig)

Kohlenhydratgehalt: 9,32 g

Proteingehalt: 1,1 g

Ballaststoffgehalt: 2,8 g

Vorteile des Lebensmittels

Zitronen sind reich an Vitamin C, das eine wichtige Rolle bei der Kollagenproduktion spielt, die Hautgesundheit unterstützt und die Immunfunktion stärkt. Sie enthalten auch Antioxidantien, die Entzündungen reduzieren und Zellen vor Schäden schützen können. Mit ihrem niedrigen Kalorien- und Kohlenhydratgehalt sind sie eine großartige Option für Menschen, die ihren Blutzuckerspiegel kontrollieren oder ihr Gewicht managen möchten. Der Ballaststoffgehalt unterstützt eine gesunde Darmfunktion und die Verdauung. Zudem können Zitronen die Insulinresistenz reduzieren und so zur besseren Blutzuckerkontrolle beitragen.

Abschließender Hinweis

Sicher zu essen. Zitronen sind eine nährstoffreiche und niedrig-glykämische Ergänzung zu einer diabetesfreundlichen Ernährung. Sie haben keinen großen Einfluss auf den Blutzuckerspiegel und können zur Geschmacksverbesserung von Speisen, Getränken oder Salaten verwendet werden.

Zucchini

Glykämischer Index: 15 (niedrig)

Glykämische Last: 0,5 (niedrig)

Kohlenhydratgehalt: 3,27 g

Proteingehalt: 0,98 g

Ballaststoffgehalt: 0,8 g

Vorteile des Lebensmittels

Zucchini ist kalorienarm und daher eine ausgezeichnete Wahl für das Gewichtsmanagement. Ihr hoher Wassergehalt unterstützt die Hydratation, während ihre Antioxidantien, Kalium und die Vitamine A und C zur allgemeinen Gesundheit beitragen. Durch ihren Ballaststoffgehalt fördert Zucchini eine gute Verdauung und unterstützt ein gesundes Verdauungssystem.

Abschließender Hinweis

Sicher zu essen. Eine nährstoffreiche und vielseitige Wahl für Menschen mit Typ-2-Diabetes.

Zuckermais

Glykämischer Index: 48 (niedrig)

Glykämische Last: 8,9 (niedrig)

Kohlenhydratgehalt: 14,7 g

Proteingehalt: 2,79 g

Ballaststoffgehalt: 2,4 g

Vorteile des Lebensmittels

Zuckermais ist eine gute Quelle für Ballaststoffe, die die Verdauung unterstützen und den Blutzuckerspiegel regulieren. Er ist reich an Antioxidantien wie Zeaxanthin und Lutein, die zur Erhaltung der Augengesundheit beitragen. Außerdem liefert er essentielle B-Vitamine wie Thiamin (B1), das eine wichtige Rolle im Energiestoffwechsel spielt.

Abschließender Hinweis

Sicher zu essen. Zuckermais ist nährstoffreich, aber aufgrund seines moderaten glykämischen Index sollten Portionen kontrolliert werden, insbesondere bei Menschen, die ihren Blutzuckerspiegel im Auge behalten.

Zwiebel

Glykämischer Index: 15 (niedrig)

Glykämische Last: 1,6 (niedrig)

Kohlenhydratgehalt: 8,46 g

Proteingehalt: 0,86 g

Ballaststoffgehalt: 1,7 g

Vorteile des Lebensmittels

Zwiebeln sind reich an Quercetin, einem starken Antioxidans, das Entzündungen reduzieren kann. Sie enthalten außerdem schwefelbasierte Verbindungen, die die Herzgesundheit fördern und die Immunfunktion stärken. Zusätzlich liefern sie Kalium, Vitamin C und kleine Mengen an B-Vitaminen, die zusammen die allgemeine Gesundheit fördern. Zwiebeln sind kalorienarm und fügen Gerichten Geschmack hinzu, ohne viel Fett oder Salz zu benötigen, was sie zu einer gesunden und geschmackvollen Wahl macht.

Abschließender Hinweis

Sicher zu essen. Ob roh, gekocht oder als Basis für andere Rezepte, Zwiebeln sind eine nährstoffreiche Ergänzung zu Mahlzeiten. Ein übermäßiger Verzehr in großen Mengen kann jedoch zu Magen-Darm-Beschwerden führen.

www.ingramcontent.com/pod-product-compliance
Lightning Source LLC
Chambersburg PA
CBHW051550250726

48653CB00004BA/1077